渝南心病医派
临证心法

李芳琼　田永刚　罗则　黄石　主编

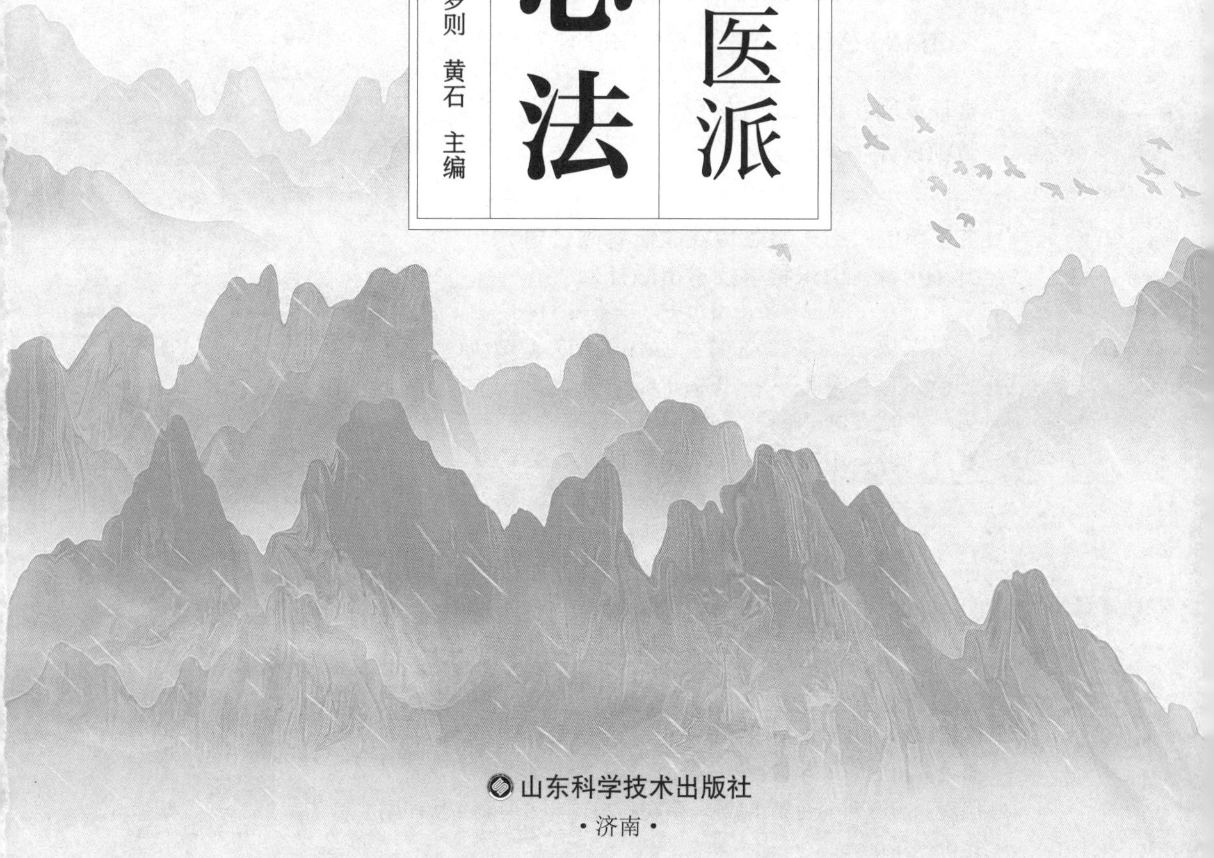

山东科学技术出版社
·济南·

图书在版编目（CIP）数据

渝南心病医派临证心法 / 李芳琼等主编. -- 济南 ：山东科学技术出版社，2025. 6. -- ISBN 978-7-5723-2931-9

Ⅰ. R256.2

中国国家版本馆 CIP 数据核字第 2025PS5541 号

渝南心病医派临证心法

YUNAN XINBING YIPAI LINZHENG XINFA

责任编辑：崔丽君　杨甲丽

装帧设计：孙小杰

主管单位：山东出版传媒股份有限公司

出 版 者：山东科学技术出版社

地址：济南市市中区舜耕路 517 号

邮编：250003　电话：（0531）82098088

网址：www.lkj.com.cn

电子邮件：sdkj@sdcbcm.com

发 行 者：山东科学技术出版社

地址：济南市市中区舜耕路 517 号

邮编：250003　电话：（0531）82098067

印 刷 者：山东海印德印刷有限公司

地址：山东省临沂市高新技术产业开发区郭家岑石社区郭苑路北段东侧

邮编：270000　电话：（0539）8613687

规格：16 开（170 mm × 240 mm）

印张：14.25　　**字数：**217 千

版次：2025 年 6 月第 1 版　**印次：**2025 年 6 月第 1 次印刷

定价：58.00 元

本书编委会

主　编　李芳琼　田永刚　罗　则　黄　石

副主编　张　清　孙明慧　唐鑫城　孙海平

苟国炘　刘剑芳　程红钰

序言一

李芳琼主任作为重庆市綦江区中医院中医领域的中流砥柱，用三十载春秋书写了医者担当。自成都中医药大学毕业后，这位兼具传统中医底蕴与现代医学素养的复合型人才，始终以“精诚勤和”为座右铭，在临床一线践行着中西医结合的诊疗模式。她不仅是重庆市綦江区中医院首批接受系统中西医培训的中层骨干，更是将现代医学思维与传统经方精髓相融合的实践者。特别是在中医药传承领域，李芳琼主任建立了独具特色的学术传承体系，本书的付梓正是这一体系的重要结晶。这部凝结李芳琼名中医工作室全体成员心血的著作，历时两载精研，四易其稿，为新时代基层中医学术传承提供借鉴。书中不仅完整呈现“固本培元、气血同调、阴阳互生、痰瘀互治”的学术思想体系，更创新性地构建了“病症证结合、方药技并重”的诊疗框架。尤为可贵的是，本书系统梳理了这些临床智慧，既是对三十余年从医路的深情回望，更是向未来的学术启航，通过对四十余例典型医案的深度解析、中西汇通思想的梳理和中医中药适宜技术的深入挖掘与拓展，展现了中医理论在现代心血管疾病防治中的独特价值。

期待这部承载着中医智慧的著作，能如薪火燎原，启迪更多杏林后进；更祝愿李芳琼主任以本书为新的起点，在守正创新的道路上续写华章。

陈　琳

2025 年 3 月

序言二

李芳琼主任是重庆市綦江区名中医，自20世纪90年代从成都中医药大学毕业之后，一直从事心脑血管疾病的中西医结合临床诊治。从医三十余年来，她兢兢业业，在当地享有很高的声誉和口碑。

作为坚持中西医结合、中西并重的专家，她的学术历程恰似一部微缩的中西医对话史。如今中医师不懂西医则难言合格，西医师不懂中医则难言优秀。自晚清西学东渐以来，几代中医人吐故纳新，推动学科发展。19世纪中叶，“中西汇通学派”的崛起成为重要里程碑，唐容川、朱沛文、张锡纯、恽铁樵等专家提出不同的汇通理念。新时代中医人需融合两千年智慧与现代医学，方能更好地解决临床问题。李芳琼主任是心脑血管疾病领域的专家。书中用大量篇幅介绍了李芳琼主任及其团队行医三十余年来，在冠心病、高血压、心律失常和心力衰竭上采用的中医治疗方法，既有尊崇经典形成的辨证思路，也有对前人经验的发挥，可供从事心脑血管疾病防治的工作者参考。例如，她提出的中医胸痹“痰瘀互结”理论，结合现代人生活方式的影响及綦江地区胸痹的特殊性，创新性地提出了“阴阳相长、痰瘀搏结”理论；又如，她融合仲景真武汤的创制思路与现代医学神经内分泌激活理论，通过临床实践总结出了芪附消肿汤方治疗心力衰竭，临床疗效显著。

本书还有专门的章节介绍了中医养生防病的健康科普知识，对非专业人士和患者都具有一定的启发和指导意义。例如，心系疾病的三伏贴疗法、二十四节气与中医保健、三七的中医养生妙用等。这些内容彰显了中医从业者传承中医文化、传播中医理论的责任和义务。同时，本书也为构建新时代的中医话语体系提供了参考。

在此，也向各位中医爱好者和广大心脑血管疾病患者推荐本书。

杨正弦

2025 年 3 月

前 言

心血管疾病是威胁人类健康的重大疾病，其防治亟须融合古今智慧、贯通中西医学。本书旨在系统呈现以重庆市名中医李芳琼主任为代表的“渝南心病医派”在心系疾病领域的临证心法与诊疗经验。

李芳琼主任深耕中医临床三十余载，是渝南地区心血管疾病中医诊疗领域的杰出代表。她秉承“勤求古训，博采众方”之训，践行“以人为本”“人命至重，有贵千金，一方济之德逾于此”的诊疗理念。在长期实践中，对冠心病、高血压、心力衰竭、心房颤动等心血管疾病的中西医结合诊治积累了丰富的经验，其临床疗效显著。

全书结构清晰，分上、中、下三篇。上篇：立足临床实践。本篇是该书的核心，系统剖析胸痹（冠心病）、眩晕（高血压）、心力衰竭、心悸等渝南地区常见心系疾病的诊疗体系。通过详细的医案解析，展现其基于中医理论基础、结合现代医学认识所形成的特色辨证思路和有效方药运用。中篇：聚焦学术传承与创新。本篇系统梳理了“渝南心病医派”的理论根基，重点阐释其对近代中西医汇通学派，特别是张锡纯先生“衷中参西”学术思想的继承与发展。在此基础上，清晰阐述了该医派在心血管疾病领域创新提出的“三结合”诊疗模式——经典理论与现代研究相结合、整体辨证与微观辨病相结合、中药方剂与介入技术相结合，凸显了其中西医结合的鲜明特色与时代创新。下篇：着眼健康传播与预防。本篇致力于心血管疾病的科学普及与防控前移，创新性地构建了心血管疾病的中西医结合三级预防体系，为民众提供实用的健康管理知识和预防策略。内容涵盖饮食调养、情志管理、运动康复及对常见心血管问题的科学认识等，旨在帮助民众积极预防疾病，实现“未病先防、既病防变、瘥后防复”的目标。

本书是李芳琼名中医工作室团队对其学术思想与临证经验的系统总结。书中所述医案均源于该团队的临床实践，具有鲜明的实用性和地域参考价值。李芳琼主任不仅医术精湛，更在人才培养上倾心竭力、诲人不倦，其门人弟子多已成为中医药事业的骨干力量。

我们期望《渝南心病医派临证心法》一书能为广大中医临床工作者、中西医结合心血管专科医师提供一定的诊疗借鉴，并为心血管疾病患者及关注健康的人群提供科学、实用的健康指导。本书的出版，是对“渝南心病医派”学术成果的一次重要梳理，也期冀能为心血管疾病的中西医结合防治工作贡献绵薄之力。

编　者

2025 年 3 月

目录

上篇　临床思想及医案

中篇　名医医论传承与创新

下篇 医学科普

上篇

临床思想及医案

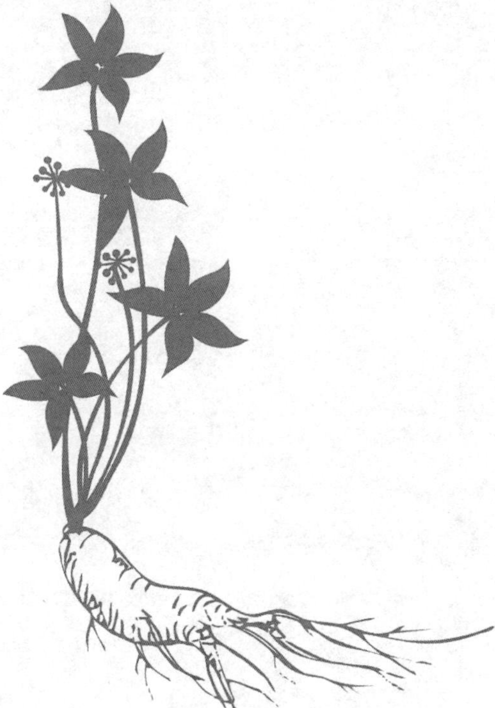

第一章
胸痹

第一节 概述

胸痹心痛，又称为“胸痹”“心痹”，是一种以膻中或左胸部发作性疼痛、憋闷为症状的疾病，其症状轻者偶有短暂轻微隐痛、沉闷感，或发作性不明原因不适感；其症状重者，常感胸部压榨性绞痛。现代医学常将其归为冠状动脉粥样硬化性心脏病（冠心病），或肺栓塞、胸膜炎、肋间神经痛等能引起疼痛的心肺系统疾病的范畴。中医药对胸痹的认识由来已久，临床针对不同证型采用相应的治则、治法，均取得了一定的疗效，值得深入挖掘。中医认为，胸痹的病位在心，与肝、脾、肾三脏关系密切，呈现本虚标实的特点，故其治疗常以补虚泻实、祛邪扶正为法。

一、中医古代文献对胸痹病名的认识

“胸痹”之名首见于《灵枢·本脏》，其上载：“肺小则少饮……肺大则多饮，善病胸痹喉痹逆气。”心痛作为胸痹重要症状之一，其病名的出现早于胸痹，最早见于马王堆汉墓出土的《足臂十一脉灸经》：“其病：心痛，心烦而噫。”在《难经》等书中也载有“心痛”一名，但首次较详细论述病症的则是《黄帝内经》（以下简称《内经》），如《素问·标本病传论》有“心病先心

痛”之谓；《素问·缪刺论》又有“卒心痛”之称；《灵枢·厥病》把心痛严重，并迅速造成死亡者称为“真心痛”。汉代张仲景《金匮要略·胸痹短气病脉证治》载：“胸痹之病，喘息咳唾，胸痛短气，寸口脉沉而迟，关上小紧数。”提出胸痹的主证与脉象。晋代葛洪《肘后备急方》载：“胸痹之病，令人心中坚痞忽痛，肌中苦痹，绞急如刺。”书中所述的“心中坚痞忽痛”“绞急如刺”之论颇似心绞痛发作之急症。宋代陈无择《三因极一病证方论·九痛叙论》载：“心痛……以其痛在中脘，故总而言之曰心痛，其实非心痛也……方中所载者，乃心主包络经也。”认为心痛在中脘，而病位在心，主包络经。

二、中医古代文献对胸痹病因的论述

《内经》认为风寒湿燥热诸淫所胜皆能致心痛，并提出本病与寒邪、热邪内犯心脉密切相关。《素问·至真要大论》载：“太阳之胜寒厥之胃，则内生心痛。”《素问·刺热》载：“心热病者，先不乐，数日乃热，热争则卒心痛。”汉代张仲景《金匮要略·胸痹短气病脉证治第九》载：“夫脉当取太过不及，阳微阴弦，即胸痹而痛，所以然者，责其极虚也。今阳虚知在上焦，所以胸痹、心痛者，以其阴弦故也。”说明胸痹的病因是上焦阳气不足，下焦阴寒气盛。隋代巢元方《诸病源候论·心痛候》载：“心痛者，风冷邪气乘于心也。”《诸病源候论·胸痹候》载：“寒气客于五脏六腑，因虚而发，上冲胸间，则胸痹。”寒邪收引血脉，使络脉拘急，牵引而痛。

《证治准绳·心痛胃脘痛》亦载：“心统性情，始由怵惕思虑则伤神，神伤脏乃应而心虚矣，心虚则邪干之，故手心主包络受其邪而痛也。”沈金鳌《杂病源流犀烛·心病源流》认为，七情除“喜之气能散外，余皆足令心气郁结而为痛也”，指出七情内伤，五志化火，逆犯心包，可致心痛，严重者甚至可以发展为真心痛。金元时期，人们就已经认识到酒食所伤是胸痹的诱因。《儒门事亲·酒食所伤》即有“夫膏粱之人，酒食所伤，胸闷痞膈，酢心”之记载。明代龚廷贤《寿世保元》载：“酒性大热有毒，大热能助火，一饮下咽，肺先受之……酒性喜升，气必随之，痰郁于上，溺涩于下，肺受贼邪，不生肾水，水不能制心火，诸病生焉……或心脾痛。”明代戴元礼曰：“房劳。肾虚之人，胸膈多有隐痛。此肾虚不能纳气，气虚不能生血之故。”《圣济总录》载：“卒心痛者，本于脏腑虚弱，寒气卒然客之”“虚极之人，为寒邪所客，气上奔迫，痹而不通，故为胸痹。”说明内伤劳役也是胸痹的发病原因之一，这也是胸痹多发生于中老年人及久劳体虚之人的原因所在。

三、中医古代文献对胸痹病机的论述

《内经》认为，经脉闭阻，血行不畅，寒凝、气滞、血瘀、痰饮阻痹胸中，是胸痹病机之关键。如《灵枢·邪气脏腑病形》载：“心脉微急，为心痛引背。”《素问·举痛论》载：“经脉流行不止，环周不休。寒气入经而稽迟，泣而不行。客于脉外则血少，客于脉中则气不通，故卒然而痛。”《金匮要略》将本病的病机归纳为“阳微阴弦”，即上焦阳虚，阴寒内盛，阴乘阳位，痹阻胸阳。陈言《三因极一病证方论》载：“真心痛皆脏气不平，喜怒忧思所致，属内所因。”从情志发病的理论角度，进一步发展了对本病病因病机的认识。

杨仁斋《仁斋直指方论·心气》载：“心之正经，果为风冷邪气所干，果为气、血、痰、水所犯，则其痛掣背。”说明气血痰水生变为患，亦是导致胸痹发生的重要环节。《玉机微义》载：“然亦有病久气血虚损及素作劳羸弱之人患心痛者，皆虚痛也。”《景岳全书》载：“然必以积劳积损及忧思不遂者，乃有此病。”说明正气不足、脏腑虚弱是导致本病发生与发展的主要原因。

四、冠心病现代医学研究

冠心病是由遗传、环境等多因素共同作用而引发的复杂疾病。对其遗传机制，尤其是易感基因的研究，始终是研究重点。2020 年以来的多项大规模全基因组关联研究取得了显著进展。这些发现对冠心病和动脉粥样硬化的早期预防、危险因素筛选等具有重要意义。冠状动脉粥样硬化的发生本质上是损伤（促炎）机制和修复保护（抗炎）机制的动态平衡失调。近年来，尽管针对促炎因子在冠心病中的作用的认识不断深入，但对抗炎因子的研究较少。研究发现，促炎因子与抗炎因子的比值能更全面、准确地反映机体的炎症反应情况，并在冠心病预后的评估判断中展现出潜在的临床应用价值。最近，在冠状动脉中发现了脂联素等抗炎细胞因子。脂联素是由白色脂肪细胞分泌的一种蛋白质，可抑制巨噬细胞对胆固醇酯的摄取，减少巨噬细胞 A 类清道夫受体基因的表达，抑制巨噬细胞向泡沫细胞的转化，并抑制其介导的炎症反应。

胸痹各证型与临床各项检测指标的相关性研究已初步开展，并在机制解析层面取得了一定成果。研究提示，可以通过冠心病的部分危险因素分析来了解胸痹的临床证型。胸痹中医证型与冠脉造影间存在着一定的内在联系，将中医证型与现代检测指标相融合是实现中西医结合的一条重要途径。张广增教授通过对 415 例胸痹的患者行冠脉造影和辨证分型指出，胸痹不同辨证分型间冠状动脉病变情况存在显著差异，胸痹实证较虚证的冠脉病变发生率高且病变程度较重。现代医学所认为的冠状动脉粥样硬化、血栓形成等引起的冠状动脉狭窄、阻塞、供血不足等病理变化，不能单纯以血瘀病机阐述，应重视痰浊、寒邪等瘀血以外的病因对冠状动脉疾病的影响，从而进一步探讨胸痹的现代医学病理基础，并提出针对性较强的治疗方法。血瘀证、痰浊证与冠状动脉病变支数、狭窄程度相关，胸痹冠状动脉造影未见明显狭窄者多见于气滞血瘀证。从本虚的角度考虑，随着阴虚、气虚、气阴两虚、阳虚的变化，冠状动脉病变程度逐渐加重，心肌缺血缺氧范围逐渐扩大，对心功能的影响也随之逐渐加大，从而使本虚证由阴虚、气虚逐渐向阳虚发展。胸痹患者的血脂异常所表现的临床证型有特异性，血瘀证、痰浊证、气虚证与胸痹患者的血脂异常密切相关，提示血脂异常在辨证方面可能表现为瘀血、痰浊或气虚，也提示血脂异常是胸痹辨证客观化的重要指标。现代临床研究显示，心气虚型患者冠心病血浆中儿茶酚胺水平明显升高，儿茶酚胺可作为心气虚型冠心病诊断的客观指标之一。

第二节　胸痹临床经验总结

李芳琼主任基于“一气周流”理论论治胸痹。“一气周流”以人体法象天地，取天地之气“如环无端、周流不息”之意，强调人体气机畅通的重要性，为胸痹治疗提供了新的思路。“一气周流”理论从人体气机运转出发，认为人体气机升降有序，则能使坎离交姤、龙虎回环，确保火下炎而水上润，木直升而金从降，从而百病不生。一旦气机升降失序，则阴阳失衡，百病丛生。

一、胸痹辨证特点：虚实错杂

关于冠心病所致胸痹的辨证特点，国内已形成“本虚标实”的基本共识。然而，对于本虚与标实的具体内涵与临床证型等尚存在不同见解。本团队曾对綦江区中医院冠心病患者进行辨证分析，发现虚证以气阴两虚证居多，其次为气虚证、阴虚证、阳虚证与阴阳两虚证。实证以痰瘀互结证最多见，痰阻大多兼夹血瘀等其他实邪。综上分析表明，冠心病（胸痹）以气阴两虚及痰瘀互结为常见类型，而虚实、气（阳）阴之孰主孰次，常可因人而异。

二、胸痹治则：治病求本，轻重缓急

鉴于本病的病机与辨证特点，治则可以“补虚祛邪，标本兼顾”概之。然而，在疾病的不同发展阶段，本虚标实的缓急轻重不一，加之禀赋有别，心肌受损与功能减退程度与速度亦不尽相同，且因邪正相干，病情多有变异。其临床表现虽有共性之处，但亦需慎察其错综变化而辨证施治，非执一法一方药能获全效。

三、胸痹预后：舌中看吉凶

中医舌诊博大精深，舌象常随病情演变而呈现规律性变化，观察舌象变化对疾病预后评估具有一定的指导意义。首先，观察舌苔变化有助于了解实邪之轻重深浅。病之初，轻症（心梗部位局限前间壁或为局灶性者，范围不大，无严重并发症或合并病常见薄白苔）、重症（心梗范围较广，有严重并发症或合并病）虽仅发病数小时或一两天，皆可出现薄黄苔或白腻苔，甚至黄腻苔（须排除吸烟之影响）。病情进展中，轻症一般演变顺利，舌苔变化较少，可以始终如薄白苔，亦可在病程第3、4天时出现黄苔或白腻苔，经治常能较快地化为薄白苔，病情随之好转而进入恢复期。因此，凡病初舌苔不厚不腻，病程中变化不多，治疗后恢复较快者，大多提示病情较轻，预后较好；而重症一般较早出现黄腻苔，预后多险恶。若经治疗而腻苔易化者，常有转危为安之机。

四、胸痹辨证分型

（一）痰瘀互结

痰盛瘀阻，痰瘀互结痹阻胸中，导致气机阻滞。张仲景在《金匮要略》将其概括为“阳微阴弦”，以行气解郁、通阳散结为治疗大法创制的瓜蒌薤白半夏汤、瓜蒌薤白白酒汤等方剂至今仍被广泛运用。李芳琼主任总结了大量临床胸痹的发病特点，认为胸痹必定夹瘀，心阳为君火，为阳中之阳，痰浊为阴邪，不足以蒙痹心火，而瘀血为有形之邪气，可弊阻心阳，致心阳不通，且现代人多饮食不节，脾胃不足，痰湿内生，痰瘀互结胸中，易发为胸痹。

◆医案举隅

患者陈某，女，73岁，于2023年03月21日初诊。

主诉：胸闷、心悸较前加重，伴头晕头痛，纳差、恶心欲吐、中上腹部疼痛，全身酸痛乏力，舌淡红，苔白，脉沉细。患者此次起病以来，神志清楚，精神、饮食、睡眠差，大小便正常，体重未见明显变化。

体格检查：T 36.6 ℃，P 107 次/分，R 20 次/分，BP 125/70 mmHg。舌淡红，苔白，脉沉细。

西医查体：双肺呼吸音粗，未闻及哮鸣音及湿性啰音，心前区无异常隆起，心尖无抬举性搏动，心界不大，心律齐，各瓣膜听诊区未闻及病理性杂音，腹部（-），双下肢无水肿。

辨证：痰瘀互结。

治法：化痰活血。

处方：枳实 12 g，薤白 20 g，桂枝 12 g，瓜蒌皮 12 g，当归 12 g，丹参 20 g，细辛 3 g，炙红芪 12 g，红曲 12 g，砂仁 6 g（后下），法半夏 12 g，陈皮 9 g，北柴胡 20 g，郁金 9 g，炙甘草 10 g。15 剂，水煎服，日 1 剂。

二诊：7 日后复诊，胸闷、心悸较前减轻，头晕头痛、中上腹部疼痛、全身酸痛乏力较前缓解，纳可，舌暗红，苔白，脉沉细。

按语：本病属于中医“胸痹”范畴，“胸痹”病名首载于《内经》，该典籍对本病的病因、一般症状及真心痛的表现均有记载。《素问·藏气法时论》载：“心病者，胸中痛，胁支满，胁下痛，膺背肩胛间痛，两臂内痛。”《灵枢·厥病》载：“真心痛，手足青至节，心痛甚，旦发夕死，夕发旦死。”《金匮要略·胸痹短气病脉证治》认为，心痛是胸痹的表现，“胸痹缓急”即心痛具有时发时缓的特点，其病机以阳微阴弦为主，以辛温通阳或温补阳气为治疗大法，代表方剂如瓜蒌薤白半夏汤、瓜蒌薤白白酒汤及人参汤等。本病的发病机制主要系冠脉供血与心肌需血之间发生矛盾，冠脉血流量不能满足心肌代谢的需要，从而导致心绞痛。方中薤白、桂枝、细辛温经通阳、行气散结，共为君药；当归、丹参补血活血，共为臣药；佐以炙红芪、红曲益气健脾化痰，砂仁温中化湿，法半夏、陈皮行气健脾，瓜蒌皮宽胸理气。柴胡、郁金疏肝解郁为使药，炙甘草调和诸药。

（二）肝郁脾虚

枢机不利、木郁土败、情志失调所导致的气机阻滞以及其所致的脾胃虚弱是胸痹发生与发展的重要因素。肝主输泄，喜调达而恶抑郁。《读医随笔》载：“凡脏腑十二经之气化，皆必藉肝胆之气化以鼓舞之，始能调畅而不病。”一旦肝气郁滞，致使“轮枢莫运，升降失职，喜怒不生，悲恐弗作”，人体一气周流就会被打破。肝气与心气相通，肝气滞则心气涩，从而发为心痛，此即《杂病源流犀烛》所云：“七情除喜之气能散外，余皆足令心气郁结而为痛也。”此外，肝气郁结，亦能横逆犯脾。“木以发达为性，已土湿陷，抑遏乙木发达之气，生意不遂，故郁怒而克脾土”，脾土被伤，人体四象轮转、阴阳浮沉即被破坏，从而导致津液、气血运行失常，输布不利易潴留而成痰。“血统于肝，凡脏腑经络之血，皆肝血之所流注也”，肝气郁久化火，灼血炼津成痰，脾土被伤，津液运行失常。气滞痰浊日久痹阻心脉，发为胸痹。

◆医案举隅

患者，男，79岁，因“反复左心前区疼痛3年余，复发加重1天余”，于2022年11月12日初诊。

主诉：患者3年前因无明显诱因出现左心前区疼痛就诊于当地医院，完善冠脉造影示左冠状动脉回旋支中段狭窄为60%～70%，诊断为冠心病心绞痛，予扩冠等对症治疗后病情缓解出院。出院后左心前区时有隐痛，常舌下含服“速效救心丸”，症状可缓解。1天前受凉后上症复发加重，疼痛明显，含服“速效救心丸”后疼痛仍重，伴咳嗽、咳痰，痰为白色泡沫痰，伴喘息、气促，双下肢轻度水肿，自觉畏寒肢冷，大便稍溏，夜尿频多，纳可，眠差。舌淡，苔白，脉沉细。

中医诊断：胸痹，寒凝心脉证。

处方：天魂汤加减。白附片15 g（先煎），干姜10 g，桂枝10 g，炙甘草15 g，人参10 g（另煎，兑服），茯苓12 g，白术12 g，葶苈子10 g，桔梗10 g，益智仁15 g，远志15 g，首乌藤15 g。7剂，水煎服，1日1剂，3次分服。

7剂后复诊，自诉心前区疼痛缓解明显，咳嗽、咳痰症状消失，双下肢不肿，夜尿、睡眠改善。继予前方7剂巩固疗效，煎服法同前。2022年12月7日回访述病情稳定。

按语：该患者年老久病，脾肾阳虚，受凉后病情加重，内外合邪。脾阳被遏，中土健运失司，故大便溏；心阳失养，故畏寒肢冷、血脉痹涩、疼痛加重；阳明失降，故咳嗽咳痰；肾水失温，寒水内泛，故喘息气促、下肢水肿。患者人体诸气紊乱，“一气周流”失稳，治当温阳通痹、调畅气机，方选天魂汤加减。方中人参、白术、茯苓、炙甘草健脾阳、升脾气；附片、干姜、桂枝温心阳、壮肾阳、通血痹；葶苈子、桔梗升降肺气、调畅气机；益智仁补肾缩尿，远志、首乌安神助眠。诸药合用，共使人体四象和谐，全身一气周流。

（三）气虚血瘀

多数老年患者，胸痹日久，多以虚为主，为“本虚标实”之证。其“本”为心气虚，由于心气虚无力推动血液运行，生瘀血痰浊，故活血化瘀、祛痰通络仅为治标权宜之计，益气养心方为治“本”之策。本病属气虚者较多，气虚推动无力，瘀血阻络故见胸痹，益气活血为最常用治法。唐容川谓：“血属阴……其行也气运之而行也。”心主血，而血之运行赖气之统摄，所谓“气为血之帅”，故久病患者，主以益气，辅以活血祛瘀或化痰通络之品，每收显效，益气以人参、黄芪为君。《本草纲目》谓人参有补气宁神、益智养心、通血脉作用，黄芪可补诸虚，亦为补气之要药。参芪配伍，补气作用尤强，辅以红花、桃仁、当归、川芎活血补血，气行则血行，胸痛即止。

◆医案举隅

患者陈某，男，75 岁，于 2023 年 8 月初诊。

患者诉心前区憋闷 3 年，近期感心绞痛频繁发作，持续时间长短不一，长时达数十分钟，面色青暗，舌诊见舌紫暗薄苔。初诊考虑胸痹之气滞血瘀证，瓜蒌薤白汤及血府逐瘀汤为主以活血化瘀，服用 4 日后上症未见明显缓解。

初诊医师自知方不得法，遂求助。查看患者后示：患者绞痛频作，面色青暗，舌诊见舌紫暗薄苔，一片瘀血阻滞之象，但平素疲倦无力，心烦懒言，厌食少眠，此为心气虚弱之表现，且患者脉弱而短促，此为病之日久，正气虚弱，瘀血阻络所致。活血化瘀会耗伤人之正气，使心气更加亏虚，故疗效欠佳。此时当以益气为主，佐以活血化瘀药物。予黄芪 40 g，桂枝 6 g，生姜 10 g，人参 10 g，白术 15 g，茯苓 15 g，大枣 15 g，当归 20 g，川芎 10 g，炙甘草 20 g。服药 7 余剂，心电图恢复正常，诸症消失。

按语：本病之病机为气虚血瘀。如辨证血瘀明显，标急于本时，亦可先以血府逐瘀汤活血化瘀为主以治标，适标证缓解后，再益气以图本，但活血化瘀之剂不宜久服，因本病本虚标实，活血化瘀药久服易损伤正气，多见患者体力不支，胸闷憋气反而加重，故切不可以活血化瘀剂为治疗此类病证之圣药。胸阳不振，痰浊阻络亦为胸痹病因之一，活血化瘀为治疗此类胸痹的主要方剂，而临床诊疗过程中，有一部分此类胸痹，单用此方疗效不显，遂掘本病本虚标实之病机，加用人参、黄芪益气之品，胸痹憋闷气短等症逐渐获得缓解，心电亦随之改善。

（四）气阴两虚兼杂他病

尚有一部分胸痹患者，因久服活血化瘀之剂，伤气耗阴；或素体阴虚，而见气阴两虚之证，且多兼杂其他脏腑疾病。气虚无力推动营血运行，阴虚则营血不能濡润，心失所养。此类胸痹以“不荣则痛”为病机特点，治宜益气养阴为主，兼顾其他脏腑。

◆医案举隅

患者3年前即感心痛，经冠脉造影明确诊断为冠心病，长期未能治愈。近日验血后，又被诊断为合并高脂血症。

现症：心痛彻背，胸闷气短，头晕头昏，心慌心跳，烦躁失眠，周身乏力，食少腰痛、膝以下肿。体态肥胖，脉象细弱，两尺尤弱，舌体胖嫩，质红少苔。

据上述脉症分析：舌体胖嫩、脉弱、气短、食少、乏力，为阳气不足之征。舌质红、少苔，烦躁失眠，脉象细涩，又为阴血衰少之候，气血不运则致头晕头昏。心之阴气不足则发为心慌心跳。心阳不宣，心脉失养则发为胸闷、心痛彻背等胸痹症状，故应以补心之气阴，安神镇静，兼顾其肾为法，补心丹为宜。

处方：党参9 g，柏子仁9 g，炒酸枣仁9 g，茯神9 g，远志肉9 g，天冬9 g，生地黄9 g，当归9 g，玄参9 g，丹参12 g，五味子6 g，甘草3 g。

二诊：服上方5剂，心痛胸闷大减。睡眠改善，饮食稍有增加，但仍乏力，心悸、头昏、腰痛、水肿等症仍在。最近又感眼胀，两尺脉仍沉弱。此心气初步得养，心阳稍得开豁。但心背气阴仍属不足，拟用心肾两补法，用生脉散合六味地黄丸加味。

处方：党参9 g，麦冬9 g，伏神9 g，生地黄9 g，泽泻9 g，山茱萸9 g，丹皮9 g，五味子6 g，山药12 g，丹参12 g，龙骨12 g，牡蛎12 g，桑寄生12 g，炙甘草3 g。

三诊：服用上方10剂，未觉心痛，腰痛好转，水肿渐消，精神转佳，睡眠稳定，饮食改善，但食后胃中微感饱胀。最近喉中堵气，胸闷，性急，头微昏，有时仍有心慌，脉象细涩。此时心肾得调养，但肝气又稍有郁滞，遂加用疏通之品，如薤白、瓜蒌、刺蒺藜。

四诊：服上方5剂后好转，胸闷、胃胀、喉间堵气等症状消失。自觉心情舒畅，脉象亦稍转有力，睡眠安稳，心痛一直未发。

按语：在临床上，久病心痛往往伴有其他脏腑病变，故治疗心痛应有整体观念，注意调理诸脏。李主任在治疗久病心痛上，常兼治肝肾，而尤以治肾为多，认为对久患心痛者治肾更为必要，指出古人“欲养心阴，必滋肾阴，欲温心阳，必助肾阳”之说，并确为经验之谈。心与脾胃之间有三条经络相联系，故心痛常伴有消化道症状，在治疗中应分清以下两种情况。一种是以心痛为主伴有脾胃症状者，应以治心痛为主兼治脾胃；另一种是以脾胃症状为主，或先有脾胃症状然后波及心脏发为心痛者，以治脾胃为主，兼治心脏。脾胃病退则心痛亦自然缓解。

第二章 眩晕

第一节　概述

眩晕的记载始于《内经》，被称作“眩”或“眩冒”，临床主要表现为头晕、头痛、呕吐、心悸、眩晕等。眩晕是高血压患者最常见的临床症状之一。在高血压患者的临床治疗中，降压药是最常用的药物。虽然降压药可以有效地控制高血压患者的血压，但是部分患者眩晕症状仍未改善。因此，一味寻求降压治疗，往往并不能解除患者的痛苦。中医认为，本病属本虚标实之证，本虚以心肝阴虚为主，标实为风、火、痰、瘀、水饮阻滞，病位在心、肝，可累及脾、肾、脑等多种脏器，故治疗当以补虚泻实为主。

一、眩晕的中医认识

中医认为，眩晕是目眩和头晕的总称。眩即目眩，指眼花或眼前发黑、视物模糊；晕为头晕，感觉自身或外界景物旋转，站立不稳。

由于二者常同时并见，故统称为眩晕，以补虚泻实、调整阴阳为治疗原则，针药并举，疗效显著。从古至今，众多医籍为辨证用药治疗眩晕打下了扎实的基础。如《内经》中“诸风掉眩，皆属于肝”，点明了肝为眩晕的主要病变脏腑；汉代张仲景首次提出外感与外感误治皆可导致眩晕。外邪侵袭少阳经腑，与运气相合而热化，郁火上犯脑窍而发眩晕；外感误治后损伤阳气，阳气不足则无力运化水液，痰饮内生，阻遏清阳而致眩晕。《丹溪心法》认为“无痰不作眩”，即眩晕多为痰火夹气虚而作，以痰火为主。《景岳全书》中指出“无虚不作眩”，表明内生痰邪与体质虚弱为眩晕常见的致病因素，即眩晕的发作与气血阴阳亏虚密切相关，占十之八九，而痰、火仅占十之一二。《医宗金鉴》指出跌打损伤所致的眩晕多由瘀阻脑络，气血精微不能濡养脑窍所致。

对于眩晕的辨证尚未达成共识，不同中医权威之间的观点也存在差异。笔者通过统计得出，眩晕最常见的三种证型分别为痰湿中阻型、肝阳上亢型、气血两虚型，其他证型按占比由多到少分别为瘀血阻窍型、虚实夹杂型、风痰上扰型、肾精不足型、中气不足型。

由于痰浊中阻，导致气机失调，清阳不升，浊阴不降，痰邪上扰清窍而发眩晕。此证患者发病时常头重如蒙，胸闷不舒，呕恶痰多，口中黏腻，舌胖苔腻，脉弦滑。治疗痰浊中阻型眩晕，常用半夏白术天麻汤及温胆汤。半夏白术天麻汤除可有效改善症状外，还可降低血液黏度，提高椎-基底动脉血液收缩期最大流速；温胆汤可缓解脑血管痉挛，改善前庭微循环，增加脑血流量。《金匮要略·痰饮咳嗽病》指出“心下有支饮，其人苦冒眩，泽泻汤主之”“假令瘦人脐下有悸，吐涎沫而癫眩，此水也，五苓散主之”，也为泽泻汤与五苓散治疗眩晕提供依据。

《内经》载：“诸风掉眩，皆属于肝。”这表明肝气不和对眩晕的发作有重要影响。肝阳上亢型眩晕患者发病时，头晕、耳鸣、头部胀痛、心烦易怒、少寐多梦，烦躁恼怒时症状加重，舌红脉弦细。在临床中，高血压患者发生眩晕常为此型。中医辨证用药除常用的天麻钩藤饮与镇肝熄风汤外，还有一些医者自拟方在临床中取得较好效果，如治疗肝阳上亢及痰瘀闭窍的调气定眩方，以天麻平抑肝阳，川芎行气，葛根、牛膝升清降浊，调理全身气机以止眩。

《景岳全书》认为“无虚不作眩”，虚证作为眩晕的一大证型。气血亏虚多由于脾胃虚弱，气血生化乏源或久病劳倦，内伤心脾，治当以归脾汤加减益气养血，养心健脾。以人参、白术、黄芪健脾益气，当归、熟地黄养血，酸枣仁养心安神。

二、高血压的西医研究现状

高血压是最常见的慢性病之一。半数以上老年人患有高血压，是罹患脑卒中、心肌梗死乃至造成心血管死亡的首要危险因素。老年人是一个独特的群体，高血压的预防、诊断、评估和治疗策略与一般人群显著不同。2012—2015 年全国高血压分层多阶段随机抽样横断面调查资料显示，老年高血压患病率为 53.2%，总体呈增高趋势。2018 年的调查资料显示，60~70 岁、70~80 岁、≥80 岁人群高血压患病率分别为 54.4%、65.2%、66.7%。2004—2018 年，无论男性还是女性，60~69 岁人群，高血压患病率均随时间呈缓慢上升。值得注意的是，老年高血压患者血压的控制率并未随着服药数量的增加而改善。老年高血压患者受自身免疫功能异常等因素影响，脑卒中、心力衰竭等疾病的发生风险远高于健康群体。老年高血压患者一旦发生心脑血管疾病，会导致生存质量严重下降，也是终末期肾功能损害、阿尔茨海默病等老年常见疾病的重要危险因素。药物治疗能够在一定程度上减少心脑血管疾病的发生风险，但不同类型药物治疗的预后效果不同。针对老年高血压患者的临床特点选择合适的降压药物在控制血压、防治心脑血管疾病、提高患者生存质量方面意义重大。

1. 老年高血压的发生机制

老年人群由于衰老、功能退化，血管平滑肌细胞会出现不同程度流失，血管顺应性及弹性降低，加之钙沉积，弹性纤维遭到破坏，动脉壁硬化，造成血管对血压的调控能力降低，进而导致血压升高。老年高血压的发生与内皮功能损伤有关。内皮功能损伤会导致血管动脉硬化，进而引发血压升高，并且受内皮功能异常的影响，老年高血压患者自身对血管内压力变化的调节能力下降，会在一定程度上加重病情。当血压调节能力下降，老年群体的血压水平容易受体位、进餐、温度、心理等因素影响出现波动，导致血压异常。另外，盐的敏感性增加同样会引发高血压，主要与老年人群肾功能下降有关。加之，饮酒、吸烟等不良生活习惯和长期饮食不健康的影响，导致钠负荷增加，进而引起血压升高。同时，由于老年人群长期不运动或活动量减少，全身血液循环减慢，心脏结构会发生改变，如左心室壁增厚、左心室心肌纤维化等，导致心脏难以正常舒张、收缩，从而引起老年患者机体长期处于高血压状态。

2. 老年高血压的临床特点

随着年龄增长，大动脉弹性下降，动脉僵硬度增加；压力感受器反射敏感性和β肾上腺素能系统反应性降低；肾脏维持离子平衡能力下降，表现为容量负荷增多和血管外周阻力的增加。老年高血压的生理、病理特点与其他年龄层不同，主要表现在：①以单纯收缩压升高为主，这是老年高血压患者的主要临床特征，以动脉硬化加重、血管顺应性不足为特点。60~69 岁高血压患者中超过 80%为单纯收缩期高血压，>80 岁高血压患者中比例高达 95%。脉压是反映动脉弹性功能的指标，以≥60 mmHg 为脉压增大，老年高血压患者脉压一般为 60~100 mmHg，且随脉压增大，心血管风险及死亡率相应增加。②血压波动大。老年群体血压波动幅度大于中青年群体，主要与老年群体易受温度、季节变化有关，常出现清晨高血压、直立性低血压等临床表现，导致血压控制难度增加。直立性低血压具有年龄依赖性，发生率会随着年龄变化而转变。③餐后低血压。餐后低血压多发生于老年人，指老年高血压患者进餐后 2 小时内收缩压≥20 mmHg，以早餐后最为常见，多伴有糖尿病、自主神经功能不全，是冠心病、脑卒中的独立危险因素，主要由肠胃受到刺激、胃肠黏膜血管扩张所致。④血压昼夜节律异常：健康成年人的血压多呈晚上低、白天高的状况，且晚上血压低于白天的 10%以上，为杓型血压，反之则为非杓型血压。而老年高血压患者中非杓型患者远高于杓型患者，这与老年患者交感神经系统应激敏感度增加有关，且血压不随生理活动的变化而改变，此类现象会造成机体神经体液调节功能异常，使得外周血管阻力加剧，进而夜间血压下降减少，易引发血压昼夜节律异常。由于老年高血压患者对于血压调节能力的降低，导致 24 小时血压水平处于较高状态，夜间不下降，最终致使心、脑器官长期位于高负荷状况。⑤多重用药：高龄老年高血压患者常伴有多种危险因素和相关疾病，合并糖尿病、高脂血症、冠状动脉粥样硬化性心脏病（冠心病）、肾功能不全和脑血管病的检出率分别为 39. 8%、51. 6%、52. 7%、19. 9%和 48. 4%。因合并多种慢性疾病，多重用药是老年人常见的现象。研究显示，社区老年人多重用药不良反应发生率为 5.8% ~ 14.2%，老年高血压住院患者发生率更高，为 30.7%。

3. 老年高血压的药物治疗现状

老年高血压的治疗以调控血压到达标线、降低心脑血管疾病发生风险、延缓靶器官损害为基本降压目标。《中国老年高血压管理指南 2023》发表了基于中国老年高血压人群的流行病学和临床研究证据，强调了老年高血压诊治过程中的安全性与有效性的平衡；丰富了老年高血压合并衰弱、认知功能障碍及多器官功能不全的相关内容；更新了老年高血压及其伴随疾病的药物治疗推荐；扩展了老年高血压特殊人群的范围；进一步优化了老年高血压的管理策略。指南强调，老年高血压患者除了应进行危险因素、靶器官损害情况、伴发疾病、危险分层的评估外，对于体力活动下降的老年高血压患者和高龄老年高血压患者还应进行衰弱评估。

目前，多数国际指南建议应对合并衰弱的老年高血压患者积极进行老年综合评估或衰弱程度评估，适当放宽启动药物降压治疗的血压水平和降压目标值，谨慎进行药物降压治疗并加强药物相互作用和不良反应监测。与中青年相比，高龄老年、衰弱或存在认知障碍的高血压患者对于血压下降的耐受性更差。因此，需从小剂量开始应用降压药物并加强监测，并根据患者耐受情况逐渐、缓慢地增加治疗强度，直到血压达标。在健康饮食、规律作息、坚持运动的基础上启动降压药物治疗，将收缩压降为 140 mmHg 以下，舒张压降为 90 mmHg 以下。对于年龄≥80 岁，收缩压≥150 mmHg、舒张压≥90 mmHg 可立即采取降压药调控血压。首先将收缩压降为 150 mmHg 以下，舒张压降为 90 mmHg 以下，若耐受性较佳，可进一步降低血压。

目前，主要的降压药物有：利尿剂、β 受体阻滞剂、钙通道阻滞剂、血管紧张素转化酶抑制剂、血管紧张素受体-脑啡肽酶抑制剂、血管紧张素受体拮抗剂。药物不同，预后效果亦不同。

第二节　眩晕临床经验总结

眩晕的中医证型与性别、年龄、发病季节、发病诱因、既往合并疾病、眩晕相关疾病及就诊时疾病所处阶段均存在相关性。耳石症又名良性位置性眩晕，多见于风痰上扰证，在周围性及中枢性眩晕的急性期也多以风痰上扰证为主。肝阳上亢证多见于男性中年阶段，多发于春季，此证多合并高血压。气血亏虚证多见于女性，多由过度劳累诱发。痰瘀阻窍证多见于老年人，多发于冬季，且多合并脑血管病，短暂脑供血不足及脑梗死引起的眩晕也多见于此证。肝郁气滞证多见于女性，多由情志不畅诱发，此证在功能性头晕综合征中较多见。因此，基于病证结合的诊疗原则，眩晕的辨证论治可结合上述因素综合分析。

一、病多在肝，而不尽肝，需辨证求本

导致眩晕的因素，不外肝火、肝阳、肝风。古人便有“无虚不作眩”“无痰不作眩”之论，这些概括性病机，足供今日临床借鉴。另有“瘀”也作为眩晕头痛病因之一。临床以“三肝”为病因病机的眩晕头痛多见，故讨论之。高血压患者眩晕多以肝阳上亢为主，肝阳上亢表现为头晕、耳鸣、头目胀痛、头重脚轻、面红眼红、情绪急躁易怒、失眠多梦、腰膝酸软、口苦。

◆医案举隅

案 1：患者郭某，男，58 岁，2024 年 1 月就诊于綦江区中医院。

证现眩晕，时而头项作痛，耳鸣，心中烦热，口渴，多梦易惊，面似酒醉，唇绛舌尖，苔黄厚，其脉两部均弦劲而大。据多年临床体会，高血压症凡见此脉多阳亢之极候，血压常在 200 mmHg 以上，并随时有脑卒中可能。现测其血压果为 220/110 mmHg。

辨证：肝阳上亢。

治则：平肝潜阳。

方药：镇肝熄风汤加减。玄参 15 g，天冬 15 g，茵陈 15 g，钩藤 15 g，白芍 15 g，生石膏 30 g，知母 15 g，生赭石 30 g，磁石 30 g。

二诊：上方服用 7 日后，眩晕、烦热、口渴改善，但仍多梦易惊，面似酒醉，唇绛舌尖，苔黄厚，二诊遵循张寿甫先生“四降”秒法。拟方如下：生石膏 60 g，知母 30 g，茵陈 15 g，黄芩 30 g，生赭石 30 g，龟板 30 g，生龙齿 30 g，珍珠母 30 g，牛膝 30 g，菖蒲 20 g，生甘草 10 g。

三诊：服上方 5 剂，腑气已通，病热俱缓，诸证悉减，配合口服降压药后血压正常，诊其脉虽尚有弦劲，但黄厚之苔已去大半，气营俱热之势已退。

按语：此方基本为镇肝熄风汤，但其理法略有不同。患者烦热口渴，面红唇绛舌赤，乃气营俱热之象，故仿吴鞠通之气血两燔治法用五女煎。所不同者，此非由温邪传变而来，乃源于平时烦劳，肾水暗耗而不足，木失所涵，肝风内动，化火上亢，风火相煽，水源将涸所致。用药不当或稍缓稍轻，不足以减其焰，恐有卒中之变。故用茵陈、甘草以缓肝之急，加黄芩以清肝胆之热，元参滋阴增液、凉血散血，加“白虎”以清气分之热，更以“四降”协同以折其上亢之势；以龙齿易龙骨，以珍珠母易生牡蛎者；因患者易惊多梦，此因魂随肝阳而动，神因热势而浮之故，易珍珠母以镇其动，生龙齿以敛其浮。加菖蒲者又寓安宫之意。

案 2：患者郭某，男，78 岁，2024 年 2 月就诊于綦江区中医院。

主诉：反复头晕头痛 20 年，加重半月。

刻下症：头晕头痛反复发作，伴胸闷不适、咳嗽咳痰，动则易出汗，口苦口干，但不欲饮水，大便稀溏不成形，日 1~2 次，小便正常。体胖，颜面晦暗，舌胖苔黄腻舌边有齿印，脉弦滑。

诊断：眩晕，少阳枢机不利。

治则：和解少阳。

方药：茯苓桂枝白术甘草汤和小柴胡汤加减。柴胡 10 g，法半夏 15 g，黄芩 15 g，茯苓 15 g，党参 30 g，炒白术 15 g，甘草 9 g，桂枝 15 g，干姜 10 g，厚朴 15 g，桃仁 12 g，红曲 6 g。5 剂，水煎服，日 1 剂，分 2 次，早晚服用。

二诊：患者诉头晕头痛、胸闷、咳嗽咳痰等症状明显缓解，但仍诉口干、大便溏稀不成形，考虑为阳虚水饮不化，脾失健运，不能上承于口，故加肉桂 5 g，干姜增量至 15 g。

三诊：继续服用 7 剂后，患者头晕头痛、胸闷、咳嗽完全消失，大便成形，每日 1 行，诉微有口干感。

按语：眩晕之为病，多在肝而不尽为肝，少阳邪气过盛，上扰清窍，亦会引起晕眩。《伤寒论》载："伤寒，若吐、若下后，心下逆满，气上冲胸，起则头眩，脉沉紧，发汗则动经，身为振振摇者，茯苓桂枝白术甘草汤主之。"《金匮要略》载："隔间支饮，其人喘满，心下痞坚，面色墨黑，其脉沉紧。"又载："心下有痰饮，胸胁支满，目弦。"本案患者素体胖，常头晕头痛，起床后加重，伴胸闷、动则汗出，口黏滞不爽，饮水不多，大便稀溏，体胖，舌胖苔腻舌边有齿印，脉沉。患者素体为痰湿之体，加之外感风湿之邪，脾阳更伤，健运失司，气化不利，水湿痰饮内停，痰饮随气升降，故起则头晕头痛，脉沉紧，沉则主水，故主以茯苓桂枝白术甘草汤温阳化气、健脾利水。《伤寒论》载："少阳之为病，口苦，咽干，目弦也。伤寒五六日，中风，往来寒热，胸胁苦满，默默，不欲饮食，心烦，喜呕，或胸中烦而不呕，或渴，或腹中痛，或胁下痞硬，或心下悸、小便不利，或不渴、身有微热，或咳者，小柴胡汤主之。"本案患者感受太阳之邪病未解除，转入少阳，少阳郁火循经上扰，则口苦口干、头晕，少阳经络布胸胁，邪结胁下，则胸闷，少阳枢机不利，肺肃降失司，则咳嗽，脉弦为病在少阳，故以小柴胡汤和解少阳、调和气血、扶正祛邪。

本例患者，素体胖，痰湿之体，脾阳不足，复感外邪，循经入里传少阳，少阳郁火循经上扰，则口苦口干、目眩，脾阳不足，寒湿之邪外袭，脾阳更伤，痰饮失于温化，上犯清阳，则头晕头痛，痰饮之邪凌心犯肺，则胸闷、咳嗽、咳痰，脾阳不足，运化失司，则大便溏稀，舌质胖苔黄腻，脉弦滑，为少阳郁火合并痰饮内停之证，以小柴胡汤和桂枝茯苓白术汤主之，方中柴胡配黄芩可清解少阳经腑之邪热、调畅气机；桂枝配茯苓、白术，温阳利水、健脾除湿；半夏配厚朴降逆止咳化痰，桃仁加红曲以行瘀滞；党参、干姜、甘草益气调中，既鼓舞胃气以阻少阳枢转之力，又可以补脾胃以杜绝少阳之邪内传之路，全方共达清解郁热、调畅气机、振奋脾阳、健脾除湿化痰之功。

二、老年用药甘柔平和，兼顾三脏

高血压所致眩晕头痛，病机在肝脾肾，治疗以调肝、益肾、理脾为重点，知常达变，灵活施治，方能切中要害。所谓调肝，是用柔养肝体、甘寒清用、降气平肝的药物，以治疗肝火亢盛、阴虚阳亢、肝气升发太过的病症。常用柔养肝体药物如生地黄、山萸肉、枸杞子、白芍、木瓜、五味子、山楂之类；甘寒清用的药物有桑叶、夏枯草、微甘菊、葛根、牡丹皮、钩藤、山栀子、白蒺藜等；降气平肝熄风潜阳常用珍珠母、石决明、生龙骨、生牡蛎、磁石、代赭石之属。

益肾宜甘温滋养，阴阳兼顾。因老年人长期高血压，阴阳两虚，多由阴损及阳所致。肾为肝之母，肾阴是各脏阴液的源泉，对肝的涵养最为重要，故益肾是本病治疗的关键，尤其是对于病情顽固，反复不愈者，益肾不但可缓肝熄风，而且在巩固疗效方面尤为重要。常用益肾补阴药有女贞子、旱莲草、熟地黄、何首乌、桑椹、桑寄生、山萸肉等；益肾补阳药有巴戟天、杜仲、覆盆子、菟丝子、淫羊藿之属。

◆医案举隅

案1：患者王某，男，72岁，退休职工。

患者有高血压病史6年余，既往冠心病病史，初次来我院就诊测得血压为182/110 mmHg。

现症：性情躁急，头痛头晕，项强，需扶持方能勉强徐行，神志恍惚，难寐多梦，食欲锐减，大便正常，夜尿较多，舌质偏暗红，脉弦有力。入院完善头颅MRI示无脑梗死。

中医诊断：此属眩晕。

治则：镇肝熄风，疏通经络。

处方：怀牛膝 9 g，山楂 12 g，夏枯草 12 g，菊花 15 g，白芍 15 g，远志 20 g，桑寄生 30 g，茯苓 10 g，菖蒲 6 g。7 剂，水煎服。

二诊：头痛头晕稍减，项背仍觉强痛，肢体活动可，夜寐多梦，舌脉如前。

处方：决明子 30 g，葛根 30 g，生牡蛎 25 g（先煎），旱莲草 15 g，熟地黄 15 g，白芍 15 g，首乌藤 15 g，菊花 12 g，枸杞子 9 g。7 剂，水煎服。

三诊：头痛头晕减轻，项背强痛有所好转，肢体较前有力，食欲渐增，舌质暗红，苔微黄，脉弦。守前方加减治疗 1 月余，诸症日见好转。

按语：由高血压所致眩晕头痛，多因阴虚在先，若用苦寒药物直折其火，虽然暂时收到降火之效，但久用、过用可加重正气损耗，有促使其向阴阳两虚转化之弊。《素问·脏气法时论》载："肝苦急，急食甘以缓之。"肝脏的特点是体阴用阳，其气易逆，故采用柔养肝体，甘寒清肝之法，肝体从而得以柔润，肝气冲和，条达疏畅，无冲逆之变。同时，忌用辛散走窜之品，以防助火气逆发生变证。总之，高血压所致眩晕头痛，处方用药应以"降不伤气，补不燥肝，滋不碍脾"为原则，用药宜柔不宜刚，宜滋不宜燥，宜和不宜伐，处处以甘柔平和为贵，方为上策。本例患者平素性情容易急躁，肝阴暗耗，加之精神冲动，肝火偏亢，风阳升动上冲颠顶而致眩晕、头痛。又因肝阳上亢，肝火过盛，致肝风内动，"血之与气，并走于上，则为大厥"。经脉阻滞，终致偏瘫。今患者素体亏虚，水不涵木，肝体不足，肝火偏亢，皆属下虚上盛，本虚标实之证，故治宜标本兼顾。

案 2：患者陈某，男，72 岁，退休人员，已婚。

患者有高血压病史 15 年余，既往鼻咽癌术后，初次来我院就诊测得血压为 172/95 mmHg。间断头晕伴胃脘部胀满疼痛半月，加重 3 日，自行服用头痛宁后效果不佳，未经系统诊治，现头晕、胃脘部胀满疼痛，偶有胸闷不适，反酸烧心明显，时有头痛，近期加重，寐安，纳差，大便两日 1 行，质软。舌暗苔薄腻，脉弦。

中医诊断：头晕，肝郁气滞。

治则：疏肝和胃。

处方：木香 10 g，沉香 10 g，厚朴 20 g，乌药 10 g，枳壳 20 g，黄芩 20 g，法半夏 10 g，黄连 6 g，吴茱萸 3 g，佛手 15 g，郁金 15 g。7 剂，水煎服。

二诊：患者头晕、胃痛减轻，胃纳增加，舌脉同前。效不更方，仍守前法。

三诊：患者自述无明显不适症状。嘱患者停用中药。

按语：肝气郁滞，上逆扰清窍，故见头晕、头痛、横逆犯胃、胃失和降所表现的症候。发病多由情志不遂，气郁化火，或寒邪内犯肝胃。临床以头晕、胸胁胃脘胀满疼痛为主要表现。生理情况下，肝的疏泄功能可以促进脾胃的运化，脾胃的运化功能又有助于肝的疏泄，两者相互依赖，相互协调。疾病情况下，两者亦相互影响，如抑郁伤肝，肝失疏泄，横逆犯胃，胃失和降，引起肝气犯胃证；若胃气先虚，肝气相对偏盛，乘之于脾胃，也可引起肝气犯胃证。前者为木旺乘土，后者为土虚木乘。笔者认为，脾升胃降，升降有序是脾胃生理之特性，气机不调，升降失常是脾胃病理之关键，主张以调升降为纲，贯穿整个脾胃病的治疗。

第三章
心力衰竭

心力衰竭简称“心衰”，是以心悸、气喘、肢体水肿为主症的一种病证，为多种慢性心系疾病反复发展、迁延不愈的最终归宿。临床上，轻者可仅表现为气短、不耐劳累。重者可见喘息心悸，不能平卧，或伴咳吐痰涎，尿少肢肿，或口唇发绀，胁下痞块，颈脉显露，甚至出现端坐呼吸，喘悸不休，汗出肢冷等厥脱危象。根据临床特征，本病可归属于中医“心胀”“心痹”“心水”“水肿”等范畴。西医认为，心衰是多种原因导致的心脏结构和（或）功能异常改变，使心室收缩和（或）舒张功能发生障碍，从而引起的一种复杂临床综合征，主要表现为呼吸困难、疲乏和液体潴留（肺淤血、体循环淤血及外周水肿）等。

本病相当于西医学中的冠心病、病毒性心肌炎、肥厚型或扩张型心肌病、心瓣膜病、肺心病等导致的急、慢性心力衰竭等。

第一节　心力衰竭的中医源流

一、先秦及两汉时期

《内经》中早有散见记载，《灵枢·胀论》载：“心胀者，烦心短气，卧不安。"《素问·痹论》载："脉痹不已，复感于邪，内舍于心""心痹者，脉不通，烦则心下鼓，暴上气而喘"。《素问·评热病论》中"诸水病者，故不得卧，卧则惊，惊则咳甚也"的论述与慢性心力衰竭夜间阵发性呼吸困难较为相似。《素问·逆调论篇》载："若心气虚衰，可见喘息持续不已。"可见，《内经》虽未提及心衰病名，但"心胀""心痹"表现当属于心衰范畴。《素问·水热穴论》载："水病下为胕肿大腹，上为喘呼不得卧者，标本俱病。"提出心衰所致水肿为标本俱病。东汉张仲景在此基础上进一步提出"心水"病名，《金匮要略·水气病脉证并治》载："心水者，其身重而少气，不得卧，烦而躁，其人阴肿。"《金匮要略·痰饮咳嗽病脉证并治》载："水在心，心下坚筑，短气，恶水不欲饮……水停心下，甚者则悸，微者短气。"这与现代医学心衰症状更加契合。在病机方面，提出"阳微阴弦"理论，指出心衰为本虚标实之病，以心阳（气）虚为本，痰浊、水饮、瘀血为标。其中《伤寒论》及《金匮要略》中涉及治疗心衰的方剂按气虚、阳虚、阴阳亏虚大致方剂如下。

1. 气虚为使，饮邪渐甚

（1）防己黄芪汤（气虚水停证）。《金匮要略·痉湿暍病脉证治》载："风湿，脉浮，身重，汗出，恶风者，防己黄芪汤主之。"本方可益气健脾除湿，利水消肿。主要方证为汗出恶风，身重，小便不利或心悸，舌淡苔白，脉浮。

（2）葶苈大枣泻肺汤（邪实气壅证）。《金匮要略·痰饮咳嗽病脉证并治》载："支饮不得息，葶苈大枣泻肺汤主之。"《金匮要略·肺痿肺痈咳嗽上气病脉证治》载："肺痈，喘不得卧，葶苈大枣泻肺汤主之。"该方攻邪下气利水，为攻伐之剂，临床多用其治疗左心衰而见肺水肿者。主要方证为胸闷，面目浮肿，咳喘不得卧或心悸，流清涕，舌淡，苔白或厚腻，脉浮数。

（3）小青龙汤（外寒内饮，饮郁化热证）、苓甘五味姜辛汤（肺气虚寒，留饮复作）。《伤寒杂病论》载："伤寒，表不解，心下有水气""病溢饮者""咳逆倚息不得卧"。咳逆倚息、喘不得卧多见于感染诱发的慢性肺病合并心衰急性发作，属中医学"支饮"范畴。外寒里饮、表里同病时，治宜外散寒邪、内化伏饮，方用小青龙汤；外邪已解，饮留未消，治宜温肺散寒、蠲饮止咳，方用苓甘五味姜辛汤。

2. 阳虚为继，水饮瘀血内停

（1）桂枝甘草汤（心阳虚证）。《伤寒杂病论》载："心下悸，欲得按者，桂枝甘草汤主之。"二者配伍辛甘相合，适用于心阳虚证。研究表明，桂枝甘草汤与真武汤合方可明显提高心衰患者的心排血量、左心室射血分数（LVEF），降低左心室舒张末期距离（LVEDD）、左心室收缩末期距离（LVESD）。

（2）炙甘草汤（心阳虚证）。《伤寒论》载："伤寒脉结代，心动悸，炙甘草汤主之。"主要方证为心悸怔忡，心胸憋闷或心痛，唇舌青紫，气短自汗，畏寒肢冷，面色㿠白，舌淡胖苔白滑，脉沉迟无力，或微细，或结代。现代药理学指出，炙甘草汤可通过改善心肌结构，促进细胞功能恢复，增强心肌纤维线粒体的氧化与代谢，服用一段时间会有明显的强心效果，可以降低心律失常，如室性期前收缩、阵发性室性心动过速的发生。

（3）苓桂术甘汤（心阳亏虚、阳虚水泛证）。《伤寒论》载："伤寒，若吐，若下后，心下逆满，气上冲胸，起则头眩，脉沉紧……茯苓桂枝白术甘草汤主之。"本方温阳化饮，健脾利湿。主要方证为心悸气喘或不得卧，咳吐泡沫痰、面浮肢肿，畏寒肢冷，口唇青紫，尿少腹胀，舌淡暗，苔白滑，脉细促。研究发现，苓桂术甘汤可以通过抑制神经内分泌系统过度激活、抑制心室重构而起到干预心衰进程的作用。苓桂术甘汤可改善心肌缺血，增加冠脉流量，增强利尿作用，减轻心脏前负荷，增强心肌收缩力。

（4）五苓散（阳不化气，水湿内停证）。五苓散源自《伤寒杂病论》，主要方证有水肿，口干口渴，头眩，小便不利，舌胖大，舌边有齿痕，脉浮。该方化气利水、健脾祛湿。研究表明，五苓散有保护心肌的作用，这一作用主要通过降低心衰患者内皮素（ET）、脑钠肽（BNP）水平，减轻心脏前负荷，实现改善心功能的治疗效果。

（5）防己茯苓汤（心阳气虚，血瘀水停证）。防己茯苓汤主治"四肢肿，水气在皮肤中，四肢聂聂动"。

（6）桂枝人参新加汤（心阳虚衰，血瘀水停证）。主要方证为气短，心悸，胸闷，下肢浮肿，神疲咳喘，面色晦暗，唇颊青紫，舌质暗紫或含瘀斑、瘀点。

（7）四逆汤（心肾阳虚证）。《伤寒论》载："少阴之为病，脉微细，但欲寐也""少阴病，脉沉者，急温之，宜四逆汤"。该方回阳救逆，益气固脱。主要方证为心悸气喘或不得卧，畏寒肢冷，肢体浮肿或伴胸水、腹水，咳吐泡沫痰，烦躁出汗，颜面苍白，纳呆、尿少、腹胀，舌有瘀斑瘀点，脉细涩。现代研究表明，四逆汤在临床上广泛应用于心衰急危重症的治疗，具有正性肌力作用，可增加心输出量，改善外周循环。

（8）肾气丸（心肾阳虚证）。《金匮要略》中记载，金匮肾气丸的适应证有虚劳、痰饮、消渴、脚气、转胞。肺肾两虚、痰涎壅盛者，治宜温化肾气、养阳化阴，方用肾气丸。阴阳两虚者，治宜阴阳双补、利水渗湿，方用八味肾气丸。主要方证为心悸、乏力、身寒肢冷、短气、动则气喘、尿少浮肿、面色青灰、腹胀便溏、舌淡胖有齿痕、脉沉迟。现代药理研究证明，金匮肾气丸具有强心、抗心律失常、抗心肌缺血缺氧及利尿作用，可显著改善中医证候积分，延长心衰积分，提升 LVEF 水平、降低 N 末端 B 型利钠肽原（NT-proBNP）水平与 6 分钟步行距离，从而有效改善患者的生活质量。

（9）真武汤（心肾阳虚，饮凌心肺证）。《伤寒论》载："心下悸，头眩，身瞤动，振振欲擗地者，真武汤主之""少阴病二三日不已，至四五日，腹痛，小便不利，四肢沉重疼痛，自下利者，此为有水气，其人或咳，或小便利，或下利，或呕者，真武汤主之"。该方温阳利水。主要方证为小便不利或水肿，目眩，心悸，腹痛或下利，舌淡苔滑，脉沉。药理研究表明，真武汤可降低心脏的前后负荷，具有正性肌力作用，可强心利尿，增加心排量以改善心功能。

3. 阳损及阴，水热互结

《金匮要略》载："脉浮发热，渴欲饮水，小便不利者，猪苓汤主之。"主要方证为小便不利或水肿，口渴欲饮，心悸，心烦不得眠，舌红，少苔或无苔，脉细数。

此外，茯苓桂枝甘草大枣汤、生姜枳实汤、木防己汤均可治疗心衰。

二、魏晋—明清时期

心衰一词最早见于西晋王叔和所著的《脉经·脾胃病》，其上载："心衰则伏，肝微则沉，故令脉伏而沉。”隋代《诸病源候论·心病候》亦载：“心气不足则胸腹大，胁下与腰相引痛，惊悸，恍惚……是为心气之虚也。”强调心水以心气虚为本，继而出现水饮内停。宋代《圣济总录·心脏门》载：“心衰则健忘，心热则多汗。”但其所提心衰只是对心气衰微脉象和症状做了部分的描述，与今之心衰本质相异。金代刘完素《河间六书》载：“其肿，有短气，不得卧，为心水。”故“心水”被作为一个特定的疾病病名而沿用。清代王清任、唐容川等大力倡导“瘀血”理论，认为“血管无气，必停而为瘀”“血积既久，其水乃成”“瘀血化水，亦发水肿”，对心衰病机认识进行了补充和完善。

三、近现代时期

张锡纯（1860—1933 年）《医学衷中参西录·治大气下陷方》载：“气短不足以息，或努力呼吸，有似乎喘；或气息将停，危在顷刻……或咽干作渴，或满闷怔忡，或神昏健忘”“心与肺同悬胸中，皆大气之所包举，大气升则心有所根据”。概括了早期心衰以心肺气虚、大气下陷为主要表现，并指出其脉象“沉迟微弱，关前尤甚，其剧者，或六脉不全，或参伍不调”，治疗上以升陷汤（生黄芪、知母、柴胡、桔梗、升麻）、回阳升陷汤（生黄芪、干姜、当归、桂枝、甘草）为主。对于合并心律失常，可选用定心汤（龙眼肉、酸枣仁、山萸肉、柏子仁、生龙骨、生牡蛎、乳香、没药）、安魂汤（龙眼肉、酸枣仁、生龙骨、生牡蛎、清半夏、茯苓、生赭石）。

京城四大名医之一施今墨（1881—1969 年）认为，心衰以心阳不足为多，或有心阴（血）虚亏者，临床发作症状则以气逆（滞）血瘀（郁）、水气泛滥为主。对于心衰所致的水肿，轻症以益气强心、通阳利水为主，选药以黄芪、党参、桂枝、茯苓为主，只从心阳治疗即可收效；水肿重，则宜温肾壮阳、利水消肿，以附子、白术、桂枝、黄芪、防己为主，并联用金匮肾气丸、滋肾通关丸，心肾同治。在活血、行气、利水之法时，以气滞血瘀、水气泛滥为标实图治；若水道通利，腹水见消，即改用桂附八味丸缓补脾肾以善其后。

张伯臾（1901—1987 年）继承了孟河医派丁甘仁“温振肾阳”的学术思

想，提出心衰是“久病及肾”“心肾阳虚”，为心肾同病之症，主张“心肾同治”，病机为心肾气阳两虚、饮瘀内停，建议在心衰的病机上责之以脾肾亏虚、气虚不运时，当以健脾益肾、补肺纳气为主。心衰治疗以温肾散寒、助阳利水为主，提出心衰治疗三原则，应注意“通”与“补”的关系，防厥防脱，注重心衰与便秘的关系，便秘时应分清阳结、阴结，予“先通便去实，后扶正补虚”或“补虚为主，辅以通便”。

李可（1930—2013 年）在治疗心衰时强调：①重视阳气，崇尚扶阳，救胃气，保肾气。②认为阳气为生命之本，阴生于阳而统于阳，肾阳为生命的根基和原动力，需要救阳、护阳、温阳、养阳、通阳。③阳气一处不到便是病，阳虚者十有八九，故存得一丝阳气，便有一线生机。在四逆汤、参附龙牡救逆汤及张锡纯的来复汤的基础上，创立破格救心汤（附子、干姜、炙甘草、高丽参、山萸肉、生龙骨粉、生牡蛎粉、活磁石粉、麝香）用于治疗心衰危重症。

国医大师邓铁涛（1916—2019 年）认为，心属火，脾属土，心脾为母子关系，心衰中心脾关系密切，心衰以心脾两虚为本，痰瘀水湿为标，主张分期论治，急性期重点调补心脏的气血阴阳，而气属于阳，温阳即补气；血属于阴，滋阴即养血。心阳虚型予暖心方（红参、熟附子、薏苡仁、化橘红）；心阴虚型予养心方（生晒参、麦冬、法半夏、茯苓、三七）。缓解期重视综合调理、防止复发，方能带病延年。邓先生认为脾胃为后天之本，“脾旺则四季不受邪”“有胃则生，无胃则死”，喜用参苓白术散或补中益气汤加五爪龙，人参、田七或丹参加陈皮研粉长期服用。

国医大师张琪（1922—2019 年）认为，心衰病机以心肾阳虚为本，血瘀水停为标，主张温阳化瘀、专方专治，建议心衰中后期补肾，常用杜仲、续断、桑寄生、菟丝子等补而不滞之品，以维持远期疗效。创调心饮子（人参、黄芪、甘草、小麦、红枣、附子、桂枝、麦冬、红花、五味子、丹参、赤芍、鸡血藤）用于心阳虚衰、血络瘀阻证。温阳益心饮（人参、附子、茯苓、白术、白芍、桂枝、生姜、泽泻、丹参、红花、葶苈子、甘草）用于心肾阳衰、水气凌心、血络瘀阻证。

国医大师颜德馨（1920—2017 年）认为，心肺阳虚，水饮内停，痰、湿、瘀交结不化，致心气虚衰。即心衰的病机关键点是心气阳虚，心血瘀阻，提出“有一分阳气，便有一分生机”“瘀血乃一身之大敌”的观点。在临床上，他将心衰分为心气阳虚、心血瘀阻证。心气阳虚为主者，以温运阳气为重要法则，创温运阳气方（熟附子、炙麻黄、细辛、生蒲黄、丹参、葛根）。心血瘀阻为主者，行气活血是关键，创行气活血方（桃仁、红花、赤芍、当归、川芎、生地黄、柴胡、枳壳、牛膝、桔梗、降香、黄芪）。

国医大师阮士怡（1917—2020 年）认为，心衰的第一阶段主要影响血液循环系统和水电解质代谢，故以心气亏虚为本，痰浊、水饮、瘀血等病理产物停聚为标，创立了“软坚涤痰强心”法。第二阶段时，强心仅是暂时恢复了心胸之气化，改善了临床症状，并未从根本上解决心血管系统老化衰退的问题，重视心之本体和心之功用，提出“心-脾-肾”三脏一体观，突出脾、肾二脏亏虚对心血管系统老化的重要影响，提出“育心保脉”理论，认为心衰的治疗当以养心之体、助心之力、强心之用结合保脉、通脉之法调治，以求心安脉畅。育心保脉法：①“育心”是集养心体、助心力、强心用于一体，既滋养心之气血，又助心之生发，强心之功能，以恢复“心主血脉、主藏神”的正常功用，使心脏功能正常发挥。②“保”是保护脉道的同时又激发血管新生。“保脉”包括益肾健脾保护血管内皮的“保脉”之法和软坚散结、祛除痰瘀互结之象的“通脉”之法，以期通过益肾健脾药物来达到培补后天之本、充沛心气、减缓心血管衰老、促进血管内膜修复、保护脉道的目的，并通过软坚散结药物减少脂质沉积，保证血脉畅达，以维持血管结构完整性和功能正常化。具体表现为：①益气养阴培心气——育心之体。心气亏虚乃心衰发病之本，强调心气的充足，常用党参、黄芪、麦冬、五味子作为益气养阴之选。调理气机，气足则血旺而运行有力，以育心之本体。②温通心肾，通心阳——助心之力。心阳虚损，无力推动血脉运行，导致先天肾系血供不足而无法得到后天阳气的补给，治疗以温通心肾，以助心之力。常用附子、淫羊藿、巴戟天、桂枝、薤白。③涤痰利水保心体——强心之用。痰饮停聚是心衰发病之病理基础，水湿泛滥肌肤是心衰患者的外在表现。采用“涤痰利水强心”之法，改善心衰症状。常用泽泻、茯苓、防己利水以消肿，加瓜蒌化胸中痰瘀，加香加皮、葶苈子利湿强心。④益肾健脾——保脉体。血和脉充，则心脉、心血互为体用。故在治疗上需要通畅血脉，保护血管结构和功能。通过益肾健脾来固护正气，起到扶正治本的效果；保护脉体，使脉道畅达，心脉得养。常用肉苁蓉、桑寄生、淫羊藿、补骨脂和绞股蓝、茯苓、白术等益肾健脾。⑤软坚散结——通脉道。痰瘀结聚、日久不化是心衰发病的重要病理基础，常用软坚散结之品如鳖甲、夏枯草、海藻、石菖蒲、荷叶等以祛痰化瘀通脉。

国医大师雷忠义认为，心衰病机为气虚阳微、血瘀水停，心气心血亏虚是心衰的基本病理变化，贯穿于心衰发生发展的整个过程。早期表现为心肺气虚，中期表现为脾肾阳虚，后期表现为心肾阳虚，并伴有不同程度的瘀滞，根据动脉硬化免疫学说，雷先生提出“痰瘀毒互结”新论，在原有痰瘀互结辨证基础上加用清热凉血解毒、调节免疫之药，如丹皮、黄连、金银花、大黄、虎杖、人参、黄芪等。创心衰方（红参、制附片、桂枝、白术、麦冬、五味子、黄芪、茯苓、丹参、泽泻、葶苈子、萆薢、北五加皮）以益气温阳，活血利水。对于心肌肥大者，加龟胶、鹿角胶、鹿角霜以温补肾阳。喜用对药黄芪、葶苈子，葶苈子、加皮，泽兰、欢皮，葛根、僵蚕，丹参、三七、陈皮，三棱、莪术，认为泽兰令人喜，莪术能解郁，心衰瘀血轻症合并心情郁闷者加用泽兰，瘀血重症合并心情抑郁者加莪术。

国医大师严世芸认为，心衰的病机为心肾阳虚、肾精亏损，三焦水道不通，学术上“倡导温阳，以元气为本”“病位在心，治心而不唯‘心’”，擅长活血法，喜用地龙、土鳖虫、全蝎等虫类药，同时善于调养心神。创强心饮（附子、鹿角片、补骨脂、猪苓、茯苓、白术、白芍、柴胡、川芎、甘草）治疗心衰。

国医大师唐祖宣认为，心气虚是心衰的病理基础，心阳虚是疾病发展的标志，心肾阳虚则是疾病的重要阶段，而水饮、瘀血内停则是疾病发展过程中必然出现的病理产物。故主张温通心阳，肾阳为心阳之根本，选用人参、黄芪、桂枝、附子等药填精化气。《素问·脏气法时论》载：“病在心，愈在长夏，长夏不愈，甚于冬，冬不死，持于春，起于夏。”据此，主张“冬进膏子，使精气互生”“夏用人参，冀扶阳益阴”，创名方坎离煎（黄芪、熟附子、白术、茯苓、葶苈子、车前子、三棱、莪术、白芍、麦冬）。

张伯礼院士认为，心衰病机宗于张仲景胸痹之“阳微阴弦”。“阳微”为心气不足、心肾阳虚，“阴弦”为瘀血、痰饮等病理产物积聚。对于慢性心力衰竭稳定期，以正虚为主要矛盾，可兼有血瘀、水湿、痰饮等实邪，治疗当以扶正为主，以补求通，着力扶助心肾阳气，辅以祛邪。扶正首先应辨别脏腑气血阴阳的盛衰，通过调理脏腑功能以助扶正。鉴于瘀血贯穿整个疾病过程，提出宜养血和血、行气活血而不能破血、逐血，常用当归、白芍、生地黄等养血和血；降香、五灵脂、延胡索、丹参、郁金等理气活血化瘀；血瘀较甚者，用三七粉（冲服）、乳香、没药，强调中病即止，避免损伤脾胃。对于病程中合并痰湿者，提出“应见湿治湿，治湿浊宜早、宜尽”；湿浊轻浅者，多用藿香、佩兰以芳香化湿；湿邪未化、酿为痰浊与瘀血胶着者，则重浊难去，浊为湿之渐；湿浊化热、欲酿成痰者，宜用茵陈、苍术、萆薢以清热利湿化浊；痰瘀胶结者，加蚕沙、清半夏以祛湿和胃化浊，丹参、郁金、降香以理气活血化瘀。慢性心力衰竭急性加重期以祛邪为先，此时的病机主要为心肾阳虚血瘀兼痰饮。心衰缓解期宜扶正祛邪，延长用药时间，防止病情反复发作，同时扶助正气并提高心功能。此时，可配合药膳、食疗长期调养。年老体弱、乏力等气虚较甚者，可用西洋参或白人参 5 g 泡水代茶饮，以大补元气。

曹洪欣教授认为，心衰以心阳亏虚为关键，轻证宜温阳益心，重证宜温心益肾。主张在温阳化气，宣肺利水的同时，也要痰瘀同治，兼顾通阳。同时，根据病情变化需灵活应变，防微杜渐。如灌溉不足者，加麦冬、石斛、沙参、生地黄；心律失常者，宜用生龙牡、茯神、首乌藤；肺循环淤血及肺动脉高压者，宜用三七、蒲黄炭、藕节炭、仙鹤草；肝、胃肠道瘀血者，宜用砂仁、鸡内金、厚朴、枳实、莱菔子、大腹皮等。

第二节　急性心力衰竭临床经验总结

急性心力衰竭是一种由多种病因引起的急性严重临床综合征，心衰的症状和体征迅速发生或急性加重，如急性肺水肿，常危及生命，需立即进行医疗干预。急性心力衰竭可分为急性左心衰竭和急性右心衰竭，前者更为常见，表现为呼吸困难、咳嗽（可能有粉红色泡沫状痰）、端坐呼吸等。急性心力衰竭是65岁以上老年人群最常见的急危重症之一，预后很差。我国资料表明，急性心力衰竭住院病死率约为3%，6个月的再住院率约为50%，急性心力衰竭发生后5年内的病死率高达60%。

急性心力衰竭属中医学“心悸”“喘证”“水肿”“支饮”等范畴。《素问·逆调论》载：“夫不得卧，卧则喘者，是水气之客也。”《素问·水热穴论》载：“水病，下为跗肿大腹，上为喘呼不得卧者，标本俱病”“其本在肾，其末在肺，皆积水也”。《素问·痹论》载：“心痹者，脉不通，烦则心下鼓，暴上气而喘，嗌干，善噫，厥气上则恐。”后世医家本《内经》之旨，在心衰病因病机探讨和治疗上也多有发挥。

西医认为，急性心力衰竭是由急性心脏病变引起的心输出量急骤降低、组织器官灌注不足和急性淤血综合征。虽然导致心衰的基础病因和促使心衰急性发作或恶化加重的诱因各不相同，但急性心力衰竭均具有急性肺水肿、容量负荷过重和体循环淤血、低心排血量和全身低灌注表现这3个主要的病理生理特点。①急性肺水肿影响肺泡氧的弥散功能，导致血氧饱和度和血氧分压降低，患者出现严重的呼吸困难，即“喘呼不得卧”，系心气衰少，鼓动血脉无力，肺气与心血互相调节功能失常，导致肺失肃降，肺气上逆，属虚喘，以气虚为主，尤其以宗气亏虚为代表。②容量负荷过重和体循环淤血，产生“跗肿大腹”，系心肺气虚，肺失宣降；心病及子，脾失运化，水不制土；心肾相互既济失常，肾虚则水无主而妄行，故出现水肿；水阻经络，气血运行不畅，形成气滞、痰饮、瘀血互结之象，同时因邪实痹阻，阳气运行不畅，阴阳气不相交，故出现逆冷。③低心排血量和全身低灌注，患者心阳（心气）亏虚，或久病耗气，命门火衰，心肾君火、相火不能互滋，导致心脏收缩功能下降，出现低心排血量，“阳气一处不到，便是病”，无心阳的推动，血液不能灌注全身，继而出现虚弱、乏力、疲惫、全身冰冷等症状，甚则出现气脱、阳脱危局。故急性心力衰竭时，温阳益气贯彻心衰全过程，而当出现低心排血量和全身低灌注时，需要养阴生津，血有生化之源，再有心气推动，气行则血行，气血至则温。

李方琼主任结合多年临床经验，结合急性心力衰竭救治的 Nohria-Stevenson 分类方案，根据是否存在肺淤血的情况，即是否存在肺部湿啰音，分为“湿”和“干”；根据外周组织的灌注情况，即外周皮肤的温度，分为“暖”和“冷”。这样就将急性心力衰竭的患者划分为 4 种类型，即“干暖”“干冷”“湿暖”和“湿冷”。“干”与“湿”的分类主要用于评估肺淤血的情况，“干”提示患者肺淤血程度较轻，主要以喘累、气促为临床表现，气虚、阳虚是其核心病机，水湿、瘀血程度相对较轻，治疗应以益气温阳为主，兼顾利水化湿、活血化瘀。“湿”则提示患者肺淤血程度较重，喘累、气促症状更加严重，往往还合并更加明显的体循环淤血症状，如双下肢水肿、颈静脉怒张等，这类患者的核心病机除了气虚、阳虚之外，水凌心肺就显得非常突出，治疗上应该以利水化湿、祛瘀消肿为主，兼顾益气温阳，体现中医标本同治的思想。“暖”与“冷”主要是评估患者是否存在低心排血量和全身低灌注。“暖”的患者，心排血量和灌注较好，提示气虚、阳虚程度较轻，有阳气可以达四周，治疗上以益气为主，可少量辅以温阳药物，微微生火，鼓动心气的运行；或者以通阳为主。“冷”的患者，气虚、阳虚均较明显，而痰浊、水湿、瘀血、气滞也比较明显，治疗上就应大量使用益气温阳之品，温补心肾，益气强心，甚则回阳救逆，防止气脱、阳脱之危象。

此外，李方琼主任结合 NYHA 心功能分级，认为随着Ⅰ～Ⅳ级程度的增加，心衰由气虚到阳虚的程度逐渐加重，由心阳虚逐渐到心、肾阳虚。此外，邪实情况也由轻到重。

一、干暖型

李方琼主任认为，本证型为急性心力衰竭4种证型的轻症。西医认为，本证型需要调整现有心衰药物，并以增加利尿剂强度为主。本证以胸闷、气短、乏力、疲惫，活动后心累、心慌、心悸、舌淡、苔薄或腻、左寸细或缓为主，双肺无湿啰音，下肢无水肿，NYHA心功能Ⅰ~Ⅱ级。主要病机为心气亏虚，而痰浊、瘀血、水饮较轻，治疗上以益气为主，兼顾温阳、利水、化瘀。

◆医案举隅

患者李某，男，81岁。因“反复胸闷，胸痛14年，加重5天”，于2023年9月14日就诊。

既往史：既往有“冠心病、心房颤动、2型糖尿病、外周动脉粥样化、糜烂性胃炎”等病史。

刻下症：胸闷、胸痛、气短、乏力、疲惫、虚弱、手足温暖、舌淡紫、舌下络脉青紫迂曲、苔少、脉结代。

体检特点：P 62次/分，BP 96/64 mmHg，胸廓对称无畸形，肋间隙无增宽，双肺呼吸音清晰，未闻及干湿性啰音，心前区无异常隆起，触诊无震颤及心包摩擦感，叩诊心脏相对浊音界稍大，心率为77次/分，律不齐，第一心音强弱不等，脉搏短绌，各瓣膜听诊区未闻及病理性杂音。腹软，无压痛、反跳痛，神经系统查体阴性。

辅助检查：糖化血红蛋白为7.4%。尿液分析为葡萄糖（2+），B型脑钠肽为142.11 pg/mL。

心脏超声检查（常规）：①左房（50 mm）、右房（44 mm）、右室增大（45 mm）。②主动脉动度降低。③三尖瓣重度反流，反流压差增高，考虑轻度肺动脉高压（31 mmHg）。④二尖瓣、主动脉瓣、肺动脉瓣轻度反流。⑤左室舒张功能减退（EF 68%）。

中医诊断：胸痹，气阴两虚证。

西医诊断：①冠状动脉粥样硬化性心脏病（心绞痛，左房、右房、右室增大，心房颤动，NYHA分级为心功能Ⅱ级）。②2型糖尿病。

处方：瑞舒伐他汀钙片 10 mg，口服，每晚 1 次，以调脂稳斑；沙库巴曲缬沙坦钠片 25 mg，口服，每日 2 次，以改善心室重塑；恩格列净片 10 mg，口服，每日 1 次；盐酸二甲双胍缓释片 1 g，口服，每日 2 次，以降糖。心房颤动予利伐沙班 15 mg，口服，每日 1 次，以抗凝。中药内服以益气养阴，活血化瘀为主。组方如下：黄芪 120 g，麦冬 20 g，五味子 20 g，人参片 9 g，党参片 20 g，升麻 10 g，北柴胡 10 g，桔梗 10 g，丹参 30 g，川芎 15 g，三棱 10 g，莪术 10 g，醋延胡索 15 g，淫羊藿 20 g，盐补骨脂 20 g，肉桂 3 g，柏子仁 30 g，炒鸡内金 15 g，仙鹤草 15 g，炙甘草 9 g。7 剂，日 1 剂，每日 3 次，水煎服。

二诊：患者口服 7 剂中药后，感气短、乏力、疲惫、虚弱等症状较前减轻，手足温暖，6 分钟步行试验较前增加约 50 m，原方再予 7 剂，后患者诉剧烈活动后稍感心累、心悸，余未诉特殊不适。

按语：方中人参、黄芪益气为君，麦冬、五味子养阴生津为臣，党参健脾益气，升麻、柴胡升举阳气，桔梗载药上行，丹参、川芎活血化瘀，三棱、莪术破血逐瘀，延胡索行气止痛，淫羊藿、补骨脂、仙鹤草补益肝肾，肉桂温通经脉，柏子仁养心安神，鸡内金消食化积为佐，炙甘草调和诸药为使。

二、干冷型

患者存在有效循环血容量不足，血压偏低，全身灌注较差，西医治疗以补液为主，若补液后仍有症状，可考虑使用小剂量正性肌力药物。本证常见临床表现为：心累、气短、乏力、心悸、手足不温、四肢逆冷、舌淡、苔白或腻、脉沉细。双肺无湿啰音，下肢无水肿或轻微凹陷性水肿，NYHA 心功能为Ⅰ～Ⅱ级，多为Ⅱ级。中医的核心病机为由气虚演变为阳虚，而阳虚程度根据病程长短可表现为心阳虚、肾阳虚、心肾阳虚，因水湿内停表现不重甚至无，治疗原则为益气温阳，适当佐以活血化瘀、利水渗湿之品。

◆医案举隅

患者李某，男，73 岁，因“反复胸闷 1 月”入院。

既往史：既往有“高血压病、腰椎间盘突出症、前列腺增生、疝气”病史，入院血压 90/60 mmHg。

刻下症：心累、气短、乏力，手足不温，舌淡，苔薄，脉沉细。

体格检查：双肺无湿啰音，下肢无水肿。B 型脑钠肽为 238. 50 pg/mL，冠脉造影阴性。

中医诊断：心衰，气阴两虚证。

西医诊断：①心衰（HFpEF）。②高血压Ⅲ级（极高危），高血压心脏病。③慢性阻塞性肺疾病Ⅰ级。

治法：温阳益气，养阴活血。

处方：菟丝子 15 g，补骨脂 15 g，枸杞子 15 g，淫羊藿 15 g，黄芪 30 g，升麻 9 g，柴胡 9 g，桔梗 9 g，五味子 10 g，太子参 15 g，仙茅 15 g，仙鹤草 15 g，路路通 12 g，丹参 15 g，川芎 12 g，黄精 12 g，炙甘草 9 g。

二诊：患者口服中药 3 剂后，诉心累、气短、乏力等症状明显减轻，手足不温症状有所减轻，原方再予 3 剂后，好转出院。

三、湿暖型

该型是临床中最常见的类型，存在明显的肺淤血，但血压、心排血量和全身灌注基本正常。西医治疗分为血管型（血压升高），即以扩张血管和利尿为主；心脏型（淤血为主），采用利尿剂联合扩张血管药物治疗。若出现利尿剂抵抗则予肾替代治疗。临床以心累、气促为主要表现，可伴咳嗽、咳痰，严重时端坐呼吸、夜间阵发性呼吸困难；双下肢水肿程度从无到轻中度水肿不等，NYHA 心功能Ⅱ～Ⅲ级，严重时进展为Ⅳ级。此类患者的中医核心病机以瘀水凌心肺为主，兼有气虚或轻微阳虚，治疗上应突出泻肺利水、活血化瘀，常用真武汤、五苓散和葶苈大枣泻肺汤，加活血化瘀之品，辅以少许益气温阳之品，以温心肾、暖脾土，共奏利水消肿之功。

◆医案举隅

患者王某，男，73 岁。因“劳力性喘累胸闷 4 年余，加重 1 天”就诊。

既往史：既往有“冠心病、高血压病、糖尿病、慢阻肺”病史。

刻下症：夜间端坐呼吸，动辄心累、气促，胸闷，疲惫、虚弱、乏力，喉中哮鸣，咳嗽、咳痰，咳白色黏稠痰，双下肢水肿，舌淡，胖大舌，舌下络脉青紫迂曲，苔薄，脉沉细。

体格检查：桶状胸，双肺叩诊呈清音，双肺呼吸音粗，双肺闻及湿性啰音与哮鸣音，心前区无异常隆起，叩诊心脏相对浊音界稍大，心率 115 次/分，心律齐，各瓣膜听诊区未闻及病理性杂音。双下肢中度凹陷性水肿。

辅助检查：心脏彩超（成人心脏+左心功能+室壁运动分析）示，①左房、左室增大（左房 40 mm、左室 61 mm、室间隔 12 mm）。②室间隔增厚。③主动脉瓣钙化。④室壁运动普遍减弱。⑤主动脉动度降低。⑥二尖瓣重度反流，三尖瓣、肺动脉瓣轻度反流。⑦左心功能减退（FS 17%、EF 35%）。胸部 X 线（正侧位）示双肺纹理增多，考虑双下肺少许炎症。心影增大，双侧肋膈角变钝，考虑胸腔少量积液。实验室检查示 B 型脑钠肽>5000. 00 pg/mL，心肌三合一（通惠）示肌钙蛋白 I 为 0. 32 ng/mL，6 分钟步行试验为 280 m（中度），明尼苏达评分为 76 分。

中医诊断：心衰，阳气亏虚证。

西医诊断：①慢性心功能不全急性加重，NYHA 心功能为Ⅲ级。②冠状动脉粥样硬化性心脏病（心绞痛、左主干及三支病变）。③高血压病Ⅲ级（极高危）。④2 型糖尿病。⑤慢性阻塞性肺疾病伴有急性下呼吸道感染。

处方：西医予维立西呱片 5 mg，口服，每日 1 次，联合新四联（沙库巴曲缬沙坦钠片 100 mg，口服，每日 2 次），以改善心室重塑；琥珀酸美托洛尔缓释片 71. 25 mg，口服，每日 1 次，以控制心室率；螺内酯片 20 mg 联合恩格列净片 10 mg，每日 1 次，以利尿；阿托伐他汀钙片 20 mg，每日 1 次，以调脂稳斑。拜阿司匹林肠溶片 0. 1 g，每日 1 次，以抗血小板聚集；哌拉西林钠他唑巴坦钠 4. 5 g，静脉滴注，每 8 小时 1 次，以抗感染，辅以止咳化痰、解痉平喘、抗过敏等对症治疗。四诊合参予中药内服，治宜益气温阳利水，方选真武汤加减。拟方如下：附片 12 g（先煎），麸炒白术 20 g，茯苓 30 g，白芍 20 g，干姜 10 g，炒葶苈子 30 g（包煎），大枣 10 g，干益母草 30 g，泽兰 20 g，厚朴 12 g，焯苦杏仁 10 g，蜜麻黄 12 g，细辛 6 g，猪苓 30 g，泽泻 30 g，红毛五加皮 9 g，炙甘草 10 g，白前 10 g，桔梗 20 g，红芪 20 g。3 剂，日 1 剂，日 3 次，水煎（煎药机）450 mL，口服，每次 150 mL。

二诊：3 剂后，患者诉喘累、气短，乏力等症状明显减轻，双下肢无凹陷性水肿。复查显示，B 型脑钠肽为 1261. 13 pg/mL，较入院时明显下降。

按语：《伤寒论·辨太阳病脉证并治》载：“太阳病，发汗，汗出不解，其人仍发热，心下悸，头眩，身瞤动，振振欲擗地者，真武汤主之。”《伤寒论·辨少阴病脉证并治》载：“少阴病，二三日不已，至四五日，腹痛，小便不利，四肢沉重疼痛，自下利者，此为有水气。其人或咳，或小便利，或下利，或呕者，真武汤主之。”本方取附子，用之温肾助阳，以化气行水，兼暖脾土，以温运水湿，红芪益气为君。茯苓利水渗湿为臣，使水邪从小便去；白术健脾燥湿。白芍养阴柔肝，泽兰、益母草活血利水，厚朴行气除满，杏仁降气，麻黄宣肺平喘，细辛、干姜温服化饮，五加皮利水除湿强心，葶苈子泻肺平喘，白前降气止咳，桔梗载药、化痰为佐，炙甘草调和诸药为使，《神农本草经》言其能“利小便”，《名医别录》亦谓之可“去水气，利膀胱”。

四、湿冷型

该型是急性心力衰竭中病情最危重的类型，常合并心源性休克，病死率极高。该类患者肺淤血严重，伴有严重低心排血量、全身低灌注和低血压。西医根据血压类型采取不同的治疗方式：血压正常型，以扩血管、利尿、强心为主；低血压型则以强心、升压、利尿（低灌注纠正后）等药物治疗和（或）器械辅助支持为主。中医的核心病机为气虚、阳虚、水饮、瘀血并重，甚者心气、心阳衰微，最终导致亡阳、阴阳绝离，治疗上应以回阳救逆固脱为急，选用参附汤、参附龙牡汤或破格救心汤实施急救。待病情稳定后，可考虑合用真武汤和葶苈大枣泻肺汤温阳利水。

◆医案举隅

患者杜某，女，68 岁。因“复劳力性喘累、气促 7 年，加重 4 天”就诊。

既往史：既往有“糖尿病、扩心病、心衰、房颤”病史。

入院症见：心累，气促，心悸，端坐呼吸，咳嗽，咳痰（咳白色黏稠痰），喉中哮鸣，腹部疼痛，双下肢凹陷性水肿，手足逆冷，全身冷汗，舌淡紫，舌下络脉青紫迂曲，脉沉细，饮食、睡眠稍差，小便少。

体格检查：颈静脉怒张，肝颈静脉回流征阳性，双肺闻及湿啰音，心音低钝，双下肢凹陷性水肿。B 型脑钠肽为 3 540 pg/mL。心脏彩超显示，全心扩大，射血缩短分数（FS）为 15%，射血分数（EF）为 31%。

中医诊断：心衰，喘脱危证。

西医诊断：①慢性心功能不全急性加重（NYHA 心功能分级为Ⅲ级）。②扩张型心肌病（心房颤动，左心扩大，二、三尖瓣重度反流）。

处方：西医治疗予利尿合剂微量泵入，新活素组液微量泵入，达格列净片 10 mg，口服，每日 1 次；螺内酯 20 mg，口服，每日 1 次；琥珀酸美托洛尔缓释片 23.75 mg，口服，每日 1 次；替米沙坦片 40 mg，口服，每日 1 次，以改善心室重塑。维立西呱片 2.5 mg，口服，每日 1 次。中药内服以养阴益气，回阳固脱，方选参附龙牡汤合生脉散加减，拟方如下：人参 10 g（另煎），炮附子 12 g（先煎 1 小时），煅龙骨 30 g（先煎），煅牡蛎 30 g（先煎），干姜 6 g，大枣 10 g，麦冬 10 g，五味子 10 g，射干 12 g，细辛 6 g，款冬花 15 g，紫菀 15 g，黄芪 30 g，葶苈子 30 g（包煎），山萸肉 15 g，红毛五加皮 15 g，泽兰 15 g，三棱 10 g，莪术 10 g，鸡内金 15 g，炙甘草 10 g。3 剂，日 1 剂，日 3 次，水煎（煎药机）450 mL，口服，三餐后温服 150 mL。

二诊：3 剂后，患者喘累、气促等症状明显减轻，能床旁轻微活动，咳嗽、咳痰、喉中哮鸣明显缓解，双下肢水肿消退，复查 B 型脑钠肽为 1 178.91 pg/mL。

按语：李方琼主任认为在药物使用方面，应遵循 3 条原则。第一，益气要心气、肺气、脾气兼顾，肺主宣降，使氧气和二氧化碳得以交换，通过肺朝百脉，将富含氧气血液流注于心，将二氧化碳排出体外。脾气充，则脾运强，气血生化有源，心血得以补充。第二，肺吸入清气和脾胃运化水谷之气合而为宗气，“助心行血”，故临床上多以人参以补肺、脾、心三气，西洋参善补心、肺、肾之气，党参、黄芪善补肺、脾之气，红景天补心肺之气，刺五加补心、脾、肾之气，白术补脾胃之气，山药补肺、脾、肾之气，太子参补脾、肺之气；温阳须顾全心、肾、经络，温阳散寒、温通经络才能纠正心肾阳虚和寒凝脉中。第三，利水必须兼顾活血化瘀，久病入络，气血运行迟滞，津液难以正常输布和排泄。

第三节　慢性心力衰竭临床经验总结

慢性心力衰竭（chronic heart failure，CHF）采用中西医结合治疗能显著改善症状、提高生活质量、延缓疾病进展、降低再住院率。

一、西医治疗基础：从“金三角”到“新四联”

1. 基石药物

（1）ARNI/ACEI/ARB：抑制神经内分泌激活。

（2）β受体阻滞剂：如美托洛尔、比索洛尔等，控制心率、改善心肌重构。

（3）醛固酮受体拮抗剂：如螺内酯，抗纤维化。

（4）SGLT2 抑制剂。如达格列净等，改善心肾代谢、降低心衰住院风险。

2. 对症支持

（1）利尿剂：如呋塞米、托拉塞米等，缓解水肿，需注意监测电解质。

（2）正性肌力药：如地高辛，主要用于控制房颤伴心衰患者的快速心室率。

（3）器械治疗：如心脏再同步化治疗（CRT）、植入型心律转复除颤器（ICD）等。

二、中医辨证论治核心思路

1. 治疗原则

益气温阳、活血利水，兼顾标本虚实。

2. 常见证型及用药经验

（1）气虚血瘀：气短乏力、心悸、唇甲青紫、舌淡紫。方药：补阳还五汤加丹参、三七。作用：改善心肌供血、抗纤维化、增强心功能。

（2）阳虚水泛：畏寒肢冷、水肿（腰以下甚）、尿少。方药：真武汤加葶苈子、泽兰、益母草。作用：强心利尿、改善肾功能、调节肾素-血管紧张素-醛固酮系统（RAAS）。

（3）气阴两虚：口干心悸、盗汗、舌红少苔。方药：生脉散加玉竹、黄精、酸枣仁。作用：抗氧化、保护心肌细胞、抗心律失常。

（4）痰饮阻肺：咳喘痰多、胸闷不能平卧。方药：葶苈大枣泻肺汤加苏子、茯苓、桂枝。作用：减轻肺水肿、改善通气功能。

（5）阳衰阴竭（危重）。四肢厥冷、大汗淋漓、脉微欲绝。方药：参附汤加龙骨、牡蛎（急煎频服，以回阳救逆）。作用：升高血压、改善末梢循环。

三、临床经验总结

1. 急性加重期（标实突出）主攻水饮、瘀血

（1）水肿壅盛：真武汤+泽兰、益母草各 30 g，配合穴位贴敷（甘遂末调敷神阙穴）。

（2）喘促不得卧：葶苈大枣泻肺汤+紫石英 30 g（镇纳平喘）。

（3）瘀血阻络：血府逐瘀汤+水蛭粉 3 g（冲服，破血逐瘀）。

治宜中病即止，防止利水过度致电解质紊乱。

2. 稳定期（本虚为主）培补根本

（1）心肾阳虚：右归丸+紫河车粉 5 g（冲服，温补肾阳，填精化气）。

（2）心脾气虚：归脾汤+红景天 15 g（改善心肌耐缺氧）。

（3）预防复发：苓桂术甘汤常服（日 1 剂），温化水饮 。

四、李芳琼主任治疗慢性心力衰竭的用药特点

1. 剂量突破

葶苈子利水消肿用量为 30~50 g（需配大枣 15 枚护胃）。益母草活血利水

可用 60~100 g（肾功能正常者）。

2. 虫类药应用

水蛭、地龙研粉吞服各 3 g，改善心肌纤维化；蝉蜕 10 g 缓解心衰合并过敏性哮喘的支气管痉挛。

3. 外治法协同

（1）足浴方：桂枝 30 g+艾叶 50 g+花椒 20 g（温阳通络，改善末梢循环）。

（2）耳穴压豆：心、交感、神门（减少心悸发作）。

五、注意事项

1. 附子毒性

先煎 1 小时至口尝无麻感，监测心律；心律失常者，改用淫羊藿 15 g 替代。

2. 电解质紊乱

避免长期单用峻下逐水药，如芫花、商陆；联用茯苓 30 g+泽泻 15 g（保钾利尿）。

3. 药物安全性

慎用黄药子、雷公藤（潜在肝损伤风险）；活血药长期使用需定期查凝血功能。

六、典型案例

患者张某，女，72 岁，CHF 病史 5 年，左心室射血分数（LVEF）38%。

刻下症：喘促夜间加重，下肢凹陷性水肿（++），畏寒肢冷，尿少（每日 400 mL），舌淡胖，苔白滑，脉沉细。

辨证：心肾阳虚，水饮凌心。

处方：真武汤合葶苈大枣泻肺汤加减。附子 20 g（先煎 1.5 小时），白术 15 g，茯苓 60 g，白芍 15 g，生姜 10 g，葶苈子 40 g，大枣 15 枚，益母草 50 g，桂枝 15 g，泽兰 20 g。

二诊：3 剂后尿量增至每日 1 500 mL，水肿减半。7 剂后，可平卧。上方葶苈子减为 15 g，加黄芪 40 g，红参 10 g。续服 14 剂，水肿消退，活动耐量提升。

按语：益母草、泽兰兼活血利水，一药双效。温阳需分层次：轻症（桂枝 10 g +薤白 12 g），中症（附子 15 g + 干姜 10 g），重症［附子 30 g + 肉桂 5 g（后下）］。注重气化枢纽：心衰水肿久治不效，加麻黄 6 g，杏仁 10 g（开肺气以利水）。善用血肉有情之品：蛤蚧、紫河车填补肾精，改善心肌能量代谢。临证箴言："治水必温阳，温阳先通络"（附子配桂枝、丹参），"治心不独心，重脾肾为根"（心衰后期从脾肾论治）。一言以概之，中医治疗心衰贵在动态辨标本虚实，以"温通、消补、渗利"三法灵活组合，可显著提升患者生存质量，降低再住院率。

第四章

心悸

第一节　病态窦房结综合征

一、概述

病态窦房结综合征（sick sinus syndrome，SSS）又称窦房结功能障碍（sinus node dysfuction，SND），是由于起搏和冲动传导功能受损产生一系列异常节律引起的窦房结功能紊乱，包括房性缓慢型心律失常、房性快速型心律失常。有时，心动过缓与心动过速交替出现，通常被称为“快慢综合征”。这些心律失常可能导致心肌和组织灌注减少，从而导致乏力、头晕、晕厥前兆和晕厥，严重者可发生阿斯综合征，甚至心源性猝死，是严重心血管疾病死亡的一个独立危险因素，5 年存活率仅为 62%～65%，栓塞发生率高达 15%。

西医认为，导致窦房结功能障碍的病因可分为 2 类：①窦房结本身的内在病变，包括窦房结退变、离子通道的突变、窦房结的细胞重塑、结节病、淀粉样变、感染性疾病。②外源性病因，包括迷走神经张力异常增高、代谢紊乱、阻塞性睡眠呼吸暂停、颅内压增高、药物（I～IV 类抗心律失常药物、地高辛、锂制剂和交感神经药物）。据统计，在 65 岁以上的心脏病患者中，每 600 例患者就有一名病态窦房结综合征患者，病态窦房结综合征目前尚无根治措施，西药治疗以阿托品、肾上腺素、氨茶碱等药物为主以提高心率，但不良反应大，且患者不能长期耐受。目前，人工心脏起搏器植入是治疗病态窦房结综合征的主要措施，全球大约有50%的起搏器植入是因为病态窦房结综合征，但该方式并不降低病死率，而且存在心脏起搏器植入部位囊袋出血、感染、导丝断裂脱落、心肌穿孔、心律失常、心衰、起搏器综合征等并发症以及消瘦、血管畸形等不良反应。

古代中医学对其早有记载，属于中医学“心悸”“怔忡”“眩晕”范畴，《丹溪心法·惊悸怔忡》载：“惊悸者血虚……怔忡者血虚。怔忡无时，血少者多；有思虑便动，属虚。”这提示惊悸、怔忡病机多为血虚血少。明代李时珍《濒湖脉学·相类诗》载：“脉来三至号为迟，小快于迟作缓持。”即迟脉，一呼一吸之间仅有三至为迟，形象地描述了病态窦房结综合征的脉象特点。又载：“代脉元因脏气衰……结脉皆因气血凝。”这提示代脉病机为气衰，结脉病机为气血凝结。郭维琴教授认为，病窦病程迁延，患者多见虚、瘀、寒等证，脉迟缓主要由阳气衰弱，敌不过阴寒邪气，或者是气血不足的虚寒病变造成，治宜以益气、活血、温阳之法，自拟复窦合剂治疗病态窦房结综合征。程丑夫教授认为，本病基本病机是阳虚阴盛，以阳气亏虚为本，痰饮、瘀血为标，治宜以温阳、活血、化痰、通络为主。

二、临床经验总结

笔者根据30多年的从医经验，提出“气虚淤堵”学说治疗心律失常，而病态窦房结综合征也符合此学说，不过本病之虚为气阴两虚，气虚从早期心肺气虚逐渐过渡到心肾阳气虚，因本病病程较长，或为久病所致，故临床表现为心肾阳气亏虚，《灵枢·经脉》载：“肾足少阴之脉，起于小指之下……其支者，从肺出络心，注胸中。”心肾一阴一阳，依赖经络的沟通联系，维持心肾之间水火既济，保证两脏生理机能协调平衡，《景岳全书·杂证谟》载：“阳统乎阴，心本乎肾，所以上不宁者，未有不由乎下，心气虚者，未有不由乎精。”心的功能活动以肾命门之火为原动力，肾之阴阳精气不足，导致心之气血阴阳亏虚，心脉失于濡润温养，阴寒内盛，凝聚成痰瘀。《诊家枢要》载：“迟为阴胜阳亏之候，为寒，为不足。”心肾阳虚，并以此基础产生寒凝、血瘀、痰湿、阴虚等病理变化。“心肾同治”，同时因“心主血脉”，心室率慢，外周供血不足，表现为缺血、缺氧，以乏力、头晕、纳差、心慌、心悸等气血亏虚症状为主。淤堵为痰浊、瘀血、寒凝、气滞等。在治疗方面，主张以温阳复脉，化痰祛瘀。其中，温阳当以补心肾之阳、温阳易通阳；复脉当以滋心肾之阴，养血生津，正如周慎斋所言：“肾水之中有真阳，心火之中有真阴……欲补心先实肾，欲补肾先宁心。”肾精充盈，阳盛阴秘，心得肾阳温煦、激发、推动，则心气充沛，动血有权，即强调“欲养心阴，必滋肾阴；欲温心阳，必助肾阳”，通过温肾阳、滋心阴之法补肾，平衡阴阳，使心肾互济，助心恢复自律性及动力。此外，《伤寒论》载：“凡厥者，阴阳气不相顺接，便为厥。”提出“以通为顺……以通为补”，保证阳气“运行不息，贯通无阻”，心阳通畅、血脉充盈，通而不痛。活血化瘀，贯穿始终。《景岳全书·胁痛》载：“凡人之气血犹源泉也，盛则流畅，少则壅滞，故气血不虚则不滞，虚则无有不滞者。”病窦之瘀血多因虚致瘀，无以推动血液流动，以致血液瘀滞，心脉痹阻佐以化痰、活血、理气等祛邪之法。治疗常以麻黄附子细辛汤合生脉散为基础方加减。

三、医案举隅

案1：患者李某，男，79岁。因“反复胸闷40年，加重伴头昏3月”于2024年03月25日就诊。

既往史：既往有“慢性胃炎、前列腺增生症”病史。

刻下症：胸闷，心慌，心悸，头昏，视物旋转，近3月晕厥发生4次，持续半分钟左右，活动后心累，烧心，反酸，口角流涎，咳嗽，咳痰，大便干结，3~4日一解，小便点滴，淋漓不尽，失眠多梦，舌红，舌下络脉青紫迂曲，苔白腻，脉沉缓。

体格检查：P 31次/分，BP 130/64 mmHg。桶状胸，肋间隙增宽；双肺呼吸音清晰，未闻及干湿性啰音。心前区无异常隆起，触诊无震颤及心包摩擦感；叩诊心脏相对浊音界不大，心率31次/分，心律齐，三尖瓣听诊区闻及舒张期杂音。

辅助检查：心电图示窦性心律（心室率36次/分），电轴左偏，不完全性右束支传导阻滞，Ⅱ°Ⅱ型房室传导阻滞，ST-T 改变，Q-T 间期延长；B 型脑钠肽为 1 133.83 pg/mL。心脏超声（左心功能及室壁运动分析）显示：左房增大、右室饱满（左房 40 mm、左室 52 mm），左室壁增厚（室间隔 12 mm）、主动脉瓣钙化，主动脉动度降低；三尖瓣中度反流，反流压差增高，考虑轻度肺动脉高压；二尖瓣、肺动脉瓣轻度反流；心率慢，左室舒张功能减退。

中医诊断：胸痹，气阴两虚证。

西医诊断：冠状动脉粥样硬化性心脏病（心绞痛、NYHA 心功能分级为Ⅱ级），高度房室传导阻滞，慢性心力衰竭，高血压Ⅲ级（很高危），慢性胃炎，前列腺增生症。

建议患者行起搏器植入术，患者要求药物保守治疗，予中药内服以益气养阴、温阳通络，方选生脉散合麻黄附子细辛汤加减，拟方如下：人参片 9 g（另煎），麦冬 15 g，五味子 15 g，生麻黄 9 g，附片 12 g（先煎 1 小时），细辛 6 g，党参片 20 g，黄芪 30 g，淫羊藿 15 g，盐补骨脂 15 g，仙鹤草 10 g，陈皮 15 g，茯苓 30 g，白术 60 g，当归 20 g，肉苁蓉片 20 g，熟大黄 9 g，炙甘草 10 g。7 剂，日 1 剂，日 3 次，水煎（煎药机）450 mL，口服，每次 150 mL。

二诊：患者口服中药 7 剂后，诉未再发生晕厥，偶感胸闷、心慌、心悸，活动后心累较前减轻，大便通畅，每日一解且大便实而不硬，自测心室率波动在 40~48 次/分。遂原方再予 7 剂，1 月后电话随访患者，自称上述症状明显改善，偶感心慌、心累，大便恢复正常。

按语：本案以生脉散合麻黄附子细辛汤加减，方中人参益气为君，麦冬、五味子养阴生津为臣，君臣为用，益气复脉，使心血充，又以麻黄宣肺，附片温阳，细辛通脉，因气行则血行，单一人参益气太弱，以党参、黄芪益肺脾之气，使宗气生，淫羊藿、补骨脂、仙鹤草补肾。陈皮、茯苓利水渗湿以祛邪，白术健脾通便，当归养血，肉苁蓉补肾通便，熟地黄通便为佐，炙甘草调和诸药为使。诸药合用，使心气足、心阳复以恢复窦房结的传导，心血充、心阴满，使窦房结得到更多的供血供氧，化瘀、利水、化湿药物以祛除“淤堵”，因心移热于小肠，心阳不足，小肠无以受盛化物，食物残留肠道，加之肠道重吸收水液，故大便干。

案 2：患者蒋某，男，71 岁。因“反复胸闷、心累 4 年，加重 1 天”于 2024 年 06 月 19 日就诊。

既往史：既往有“冠心病、心房颤动、高血压、酒精性肝硬化”等病史。

刻下症：胸闷，心累，心慌，心悸，活动后心累，右上腹及脐周疼痛，呈阵发性发作，持续数分钟不等，伴全身汗出，双下肢轻微凹陷性水肿，双上肢血压不对等，舌淡紫，舌下络脉青紫迂曲，苔白腻，脉沉缓，饮食、睡眠稍差，二便调，体重未见明显变化。

体格检查：T 36.6 ℃，P 40 次/分，R 20 次/分；左上肢 BP 183/59 mmHg，右上肢 BP 150/60 mmHg。双肺呼吸音清晰，未闻及干湿性啰音，心前区无异常隆起，叩诊心脏相对浊音界不大，心率为 50 次/分，心律不齐，第一心音强弱不等，脉搏短绌，主动脉瓣可闻及收缩期及舒张期杂音。右上腹、脐周压痛。心脏超声检查示：左房（42 mm）、左室（56 mm）增大，室间隔（12 mm）、左室壁（12 mm）增厚；室壁运动普遍减弱；主动脉动度降低；主动脉瓣钙化，中度反流；二尖瓣、三尖瓣轻度反流；心率慢，左室舒张功能减退（FS 36%、EF 65%）。动态心电图示：窦性心律、窦性心动过缓（心搏总数 57 297 次，平均心率 39 次/分，最快 45 次/分，最慢 36 次/分）；偶发室性早搏（16 次/天，偶见成对）；偶发室上性早搏（6 次/天，偶见成对）；ST-T 改变。

中医诊断：胸痹，气阴两虚证（兼痰瘀）。

西医诊断：冠状动脉粥样硬化性心脏病（心绞痛、左房及左室心脏扩大、缓慢型心房颤动、Ⅲ度房室传导阻滞、NYHA 心功能分级为Ⅱ～Ⅲ级），高血压Ⅲ级（极高危）合并高血压心脏病。

新桥医院、大坪医院建议患者行起搏器植入，患者要求药物保守治疗。予中药内服以益气温阳，养阴复脉，化痰祛瘀，方选生脉散合麻黄附子细辛汤加减，具体方药如下：人参片 9 g（另煎），麦冬 15 g，五味子 15 g，附片 12 g（先煎 1 小时），生麻黄 10 g，细辛 6 g，黄芪 30 g，红景天 20 g，党参片 20 g，白术 15 g，茯苓 20 g，淫羊藿 30 g，仙鹤草 30 g，三棱 10 g，莪术 10 g，石菖蒲 15 g，郁金 15 g，鸡内金 30 g，小茴香 10 g。7 剂，日 1 剂，日 3 次，水煎（煎药机）450 mL，口服，每次 150 mL。

按语：方中人参益气，附片回阳救逆为君药，麦冬养阴生津，五味子收敛生津为臣，生麻黄宣肺平喘，细辛散寒化饮，黄芪升阳补气，红景天益气活血，党参片健脾益肺，白术、茯苓健脾补气，淫羊藿补益肝肾，仙鹤草收敛补虚，莪术、三棱破血逐瘀，石菖蒲开窍化痰，郁金行气解郁为使，鸡内金消食化积，小茴香散寒理气和胃，全方有益气温阳，养阴复脉，化痰祛瘀之功效。

四、病态窦房结综合征常用药物

1. 人参

气味甘，微寒，具有大补元气，安神益智等功效。《神农本草经》载："人参，主补五脏，安精神，定魂魄，止惊悸。"现代药理研究表明，人参提取物主要有人参皂苷、多糖等有效成分。研究表明，人参皂苷可调控 ATP 敏感性 K^+通道，人参皂苷 Rb1 可部分阻滞钙离子通道，缩短开放时间，调节心肌功能及细胞内信号通路，维持窦性心律，从而发挥抗心律失常的作用，人参多糖、人参二醇等具有显著的抗氧化、改善心肌缺血作用。

2. 生黄芪

味甘，性微温，具有补气升阳、养血生津之功。《本草备要 · 草部》载："黄芪生用固表……炙用补中，益元气，温三焦。"现代药理研究表明，黄芪以黄芪甲苷、黄芪多糖等为主要药效成分。研究发现，黄芪对缺血心肌细胞具有保护作用，与党参同用可增强病窦患者心肌收缩力，加快心率。

3. 制附子

味辛甘，附子入心、肾、脾经，回阳补火，能激发人体元气。《本草正义》载："附子本是辛温大热，其性善走，故为通行十二经纯阳之要药。"乌头生物碱能通过调控 HIF-1 信号通路增强窦房结对缺氧的耐受性，调节 TNF 信号通路抑制炎性损伤，并能调控雌激素信号通路保护心血管。去甲乌药碱可非选择性激动肾上腺素受体，增强 Na^+- K^+- ATP 酶活性，增加血浆内 cAMP 活性，提高缓慢性大鼠 cAMP/cGMP 值，提高起搏细胞自律性，扩张冠状动脉，改善心肌缺血。

4. 地黄

味甘、苦，入心、肝、肾经。《名医别录》载：“补益五脏内伤、虚损不足，通血脉，利耳目。”地黄的主要有效成分有环烯醚萜类及多糖类化合物，多糖成分含量最高。药理学研究表明，地黄多糖具有抗氧化作用，可提高血清谷胱甘肽过氧化物酶及超氧化物酶活性，抑制活性氧的过度产生，有效清除体内氧自由基。

5. 刺五加

刺五加具有补肝肾、活血脉、养神健脾之功效。现代药理学研究表明，刺五加能调节神经系统兴奋性，既可以改善兴奋又可以抑制兴奋。另有研究显示，刺五加具有扩张冠脉血管，增强心肌灌注的效果，对窦房结部位血流灌注改善作用明显，有利于窦房结电生理活动形成。

第二节　心房颤动

心房颤动（atrial fibrillation，AF），简称房颤，是一种室上性快速型心律失常，伴有不协调的心房电激动和无效的心房收缩。房颤的心电图（electrocardiogram，ECG）特征包括不规则的 RR 间期（当房室传导功能未受损时）、没有明确重复的 P 波和不规则的心房激动。房颤是最常见的持续性心律失常，显著增加死亡、脑卒中、心衰、认知功能障碍和痴呆风险，严重影响患者的生活质量。

一、流行病学特点

在我国 35~85 岁人群中，房颤患病率为 0.61%；75 岁以上人群中，男性和女性的患病率分别为 5.4%和 4.9%。据流行病学统计，我国现有约 1 200 万房颤患者。房颤患者的死亡风险是无房颤患者的 1.5~1.9 倍。房颤患者发生脑血管意外是无房颤人群的3~5倍，房颤患者中20%~30%合并心衰，房颤患者的痴呆年发病率约4.1%，是无房颤人群的1.5倍。

二、房颤相关的危险因素

1. 原发疾病

包括心血管疾病及非血管疾病。心血管疾病如高血压、瓣膜性心脏病、冠心病、先天性心脏病、心肌病等。非心血管疾病，如内分泌疾病（如甲状腺功能亢进）、呼吸系统疾病［如睡眠呼吸暂停综合征、慢性阻塞性肺疾病（chronic obstructive pulmonary disease，COPD）等］、自身免疫性疾病、肿瘤等。此外，严重疾病状态（如重症感染）及外科手术均会增加房颤发生风险。

2. 其他因素

包括年龄增加、不健康生活方式（超重或肥胖、饮酒、吸烟、体力活动过量或不足等）、遗传等。

三、房颤的发病机制

（一）电生理机制

研究表明，房颤的发作和维持是触发机制和维持机制共同作用的结果。前者以异位兴奋灶触发机制为主，后者涉及局灶激动学说、多子波折返学说和转子学说等机制。尽管引起房颤的确切机制尚不明确，多项研究已经强调了局灶性肺静脉触发的重要性，也已评估了替代性和非互斥性机制。这些机制包括多重小波、母波、固定或移动的转子以及重复回路。在临床实践中，多种电生理机制常呈共存状态，自动聚焦理论和多重小波假设似乎具有最佳的支持数据。

1. 病灶起源

肺静脉为房颤主要触发灶，同时在整个心房的多个区域也显示出其他病灶。肺静脉中的心肌具有与心房肌细胞相似但不完全相同的电特性。从理论上讲，肺静脉周围电传导的异质性可促进折返和持续性房颤。因此，肺静脉自动触发是其始动的关键环节，而心肌传导的异质性则为许多房颤患者提供了维持条件。

2. 多重小波

多重小波假设指出，通过心房传播的波前分离会导致自延续“子波”。在该模型中，小波的数目由不应期、传导速度和心房组织的质量决定。心房质量增加、心房不应期缩短和心房内传导延迟会增加小波数量并促进持续性房颤。该模型在阵发性房颤患者中得到验证，数据表明异常心电图的多导联分布预示着房颤持续性进展。心房内传导延迟也已被证明可预测房颤的复发。这些数据共同强调了心房结构和电重构在维持房颤中的重要性，此即“房颤引发房颤”理论的病理基础。

(二) 心房重构

心房重构早期表现为电生理及离子通道特征发生变化的电重构，晚期则表现为心房的纤维化、心房增大、淀粉样沉积、细胞凋亡等组织结构改变的结构重构。在房颤进展过程中，有三种心房重构形式，即电重构、收缩性重构和结构重构。

电重构是心房率过高的结果，包括缩短心房肌细胞的不应期和减慢心房传导速度。

结构重构的特点是心房肌细胞在间质的改变，以及细胞外基质组成和纤维化组织的沉积的改变。心房肌细胞病理改变主要表现为收缩结构缺失和胎儿型蛋白的表达，以及糖原在心房间质中的积累。间质的变化主要表现为胶原纤维在心肌细胞周围沉积。

收缩性重构主要由钙处理能力下降引起，并可能导致心房机械功能障碍，从而引起暂时性或不可逆性功能障碍。收缩力受损由细胞生理学的局部改变和心房肌细胞的结构重构（间隙连接的丢失）引起。

肾素–血管紧张素–醛固酮系统（renin angiotensin aldosterone system，RAAS）激活可引起细胞内钙浓度升高、细胞肥大、凋亡等，并对离子通道及连接蛋白产生调节作用，促进心房电重构和结构重构，形成房颤触发与维持机制。心外膜脂肪组织（epicardial adipose tissue，EAT）可以通过分泌作用对房颤的发生产生影响。此外，炎症、内皮功能异常、心脏代谢失调以及心肌纤维化改变都与房颤存在潜在关联。

（三）神经调节

心房的电生理特性受自主神经系统调节。迷走神经和交感神经刺激均可引发房颤。心房尤其是靠近肺静脉口区域分布着丰富的自主神经丛。迷走神经张力增强可以增加乙酰胆碱敏感性，影响乙酰胆碱敏感性钾通道电流，缩短动作电位时限。交感神经张力增强可通过增加钙离子流，增加心肌收缩力。快速心房起搏可以诱导神经芽生，且该现象左心房较右心房明显，符合“房颤引起房颤”的病理基础。心脏神经丛消融可增加房颤消融成功率，也明确提示神经重构参与了房颤的发生与维持。

（四）炎症因子和氧化应激

在房颤发生时，心房肌组织存在炎性细胞浸润，且血清炎性因子水平升高，表现出明显的氧化应激损伤。心房组织形态学研究以及临床研究均表明，炎症反应和心肌炎性细胞浸润在房颤中发挥重要作用。尽管观察到血浆中炎症标志物水平升高与房颤存在关联，但这种炎症是一种全身性现象，还是反映房颤局部活跃的炎症过程，目前仍不明确。此外，也尚不清楚炎性细胞仅仅是房颤致病因素导致组织损伤的局部反应标志，还是通过直接的细胞毒性、前纤维化作用，或释放促心律失常细胞因子等间接作用而积极参与房颤的维持过程。

（五）遗传影响

有房颤家族史的患者罹患房颤的风险可增加 40%。全基因组关联研究逐步证实家族性房颤患者存在基因突变，涉及心脏发育、心电生理和收缩功能等多通路。

（六）其他

房颤与其他心血管疾病，如心衰、冠状动脉疾病（coronary heart disease，CHD）、瓣膜性心脏病、糖尿病与高血压联系密切。目前，尚不清楚心血管危险因素诱发房颤的确切机制，儿茶酚胺过量、血流动力学应激、心房缺血、心房炎症、代谢应激和神经体液级联激活均被认为可促进房颤。糖尿病与肥胖症的患病率增加与房颤的风险升高相关，但胰岛素抵抗与房颤无直接联系。

四、中医对房颤的认识

中医古籍中并无房颤病名的记载，根据其临床表现，归属“惊悸”“怔忡”“心悸”“胸痹”等范畴。“惊悸”这一病名首载于张仲景《金匮要略》：“寸口脉动而弱，动则为惊，弱则为悸。”认为因惊而脉动、因虚而心悸，并通过脉象论述了气血不足、心失所养、惊恐所触导致心悸的病因病机。《伤寒论》和《金匮要略》提出“心中悸”“心动悸”“惊悸”均以炙甘草汤治疗，认为病因以气阴两虚为主。严用和《济生方》载：“夫怔忡者，此心血不足……又有冒风寒暑湿，闭塞诸经，令人怔忡。”认为病因以血虚、感受外邪为主。朱震亨《丹溪心法》载：“怔忡者，血虚……时作时止者，痰因火动。”认为病因以虚与痰为主。王清任《医林改错》用血府逐瘀汤治疗“心跳心忙”，提出从瘀论治。唐容川《血证论》载：“血虚则神不安而怔忡，有瘀亦怔忡。”认为病因在于虚与瘀。

刘如秀教授认为，房颤的发生与心肾脾关系密切，其病位在心，病本在肾，与脾相关，其病性多属本虚标实，虚为气阴两虚，实为气滞、瘀血、痰湿，病机关键在于阴不敛阳，阴阳不相顺接。治疗方法为益气养阴，兼证则随证治之，重点在育阴潜阳，安神定悸。代表方剂是炙甘草汤和生脉散。药物加减上善用诸参，认为各参是治疗房颤的要药，常用药物有人参（红参、生晒参）、太子参、西洋参、党参、丹参、苦参等；善于酌情加重镇安神之品，常用养心安神药物有酸枣仁、柏子仁、远志、首乌藤等。常用重镇安神药物有磁石、珍珠母、龙骨、牡蛎、磁朱丸等。

五、李芳琼主任治疗房颤临床经验总结

心主“血脉”、主“藏神”。心脏的搏动离不开心阳、心气的鼓动，心血、心阴的滋养，心的藏神功能体现在心脏周而复始的搏动上，是心为“君主之官”的表现。心房颤动的本质为心之阳气亏虚，随阳气渐损，心阴不足逐渐加重，病久形成痰浊、瘀血、郁结等标实之证，因房颤的本质，瘀血贯穿全过程。房颤首先需要辨病程长短，新发房颤以气阴两虚为主，标实症状轻，治疗

以益气养阴兼祛邪；病程长的房颤以虚实夹杂为主，以气阴两虚、瘀血、痰浊、气滞固结为主要表现，治疗以驱邪扶正为主。其次，辨粗颤与细颤，粗颤正虚与邪实程度较轻，转复易，治疗以益气养阴、扶正祛邪为主；细颤为正虚与邪实均较重，转复难；最后，辨房颤快慢，快房颤以邪实为主，多夹热、兼阴虚，治疗以化痰祛瘀、凉血安神、祛风解表为主；慢房颤以正虚为主，同时痰、瘀等邪实凝结，形成永久性房颤，治疗以益气养阴、化痰祛瘀、通脉散结为主。

六、医案举隅

案 1：患者李某，男，85 岁，离休人员。因“反复胸闷心悸 6 年，加重 1 天”就诊。

既往史：既往有“冠心病、心房颤动”病史多年，长期口服达比加群酯胶囊（110 mg bid）、莫雷西嗪片（1200mg tid）、比索洛尔缓释片（5 mg qd）等药物多年，动态心电图提示全程心房颤动（平均心室率 78 次/分）。为求中医治疗，就诊于门诊。

刻下症：心慌、心悸，偶有胸闷，心前区刺痛，睡眠稍差，头汗，舌暗，舌下络脉迂曲，苔白腻，脉结代。

中医诊断：心悸，痰瘀互结证。

治法：活血化瘀，化痰散结。

处方：血府逐瘀汤合瓜蒌薤白半夏汤加减。组方如下：桃仁 10 g，红花 10 g，当归 10 g，川芎 10 g，生地黄 10 g，赤芍 10 g，桔梗 10 g，北柴胡 10 g，麸炒枳壳 10 g，姜半夏 10 g，炒瓜蒌子 10 g，薤白 10 g，鸡血藤 20 g，黄芪 30 g，炙甘草 30 g。7 剂，每两日 1 剂，日 3 次，水煎服，每次 150 mL。

二诊：患者诉口服中药后，上诉症状减轻，精神有所改善，原方再予 7 剂后复查动态心电图示阵发性心房颤动，平均心室率为 74 次/分。

案 2：患者赵某，女，56 岁。因“劳力性心累、心悸 24 年，加重 1 周”就诊。

既往史：既往有“风湿性心瓣膜病、人工二尖瓣置换术后、心衰”病史。

刻下症：心累，心慌，心悸，胸闷，咳嗽，咳白色黏稠痰，气短，乏力，舌淡紫，舌下络脉青紫迂曲，苔少，脉促。

体格检查：P 166 次/分。心电图示快速型心房颤动（心室率为 176 次/分），ST-T 改变。B 型脑钠肽为 110.13 pg/mL。

中医诊断：心衰，气阴两虚证。

西医诊断：慢性心功能不全急性加重（NYHA 心功能分级为Ⅱ级）、风湿性心脏病（二尖瓣置换术后）、心房颤动。

处方：方选生脉散加减。拟方如下：太子参 30 g，五味子 15 g，麦冬 15 g，炙甘草 20 g，生地黄 12 g，赤芍 15 g，牡丹皮 15 g，葶苈子 30 g（包煎），大枣 10 g，甘松 15 g（后下），苦参 15 g，延胡索 30 g，葎草 12 g，柏子仁 15 g，茯神木 20 g，首乌藤 30 g，石菖蒲 12 g，烫水蛭 3 g，防风 12 g。3 剂，每两日 1 剂，水煎，口服，三餐后温服 150 mL。

处方：西医治疗予琥珀酸美托洛尔缓释片 47.5 mg，口服，日 1 次，以控制心室率；沙库巴曲缬沙坦钠片 25 mg，口服，日 2 次，以改善心室重塑；达格列净片（10 mg，口服，每日 1 次）联合华法林钠片（1 片，隔日 1.5 片），以抗凝。

二诊：3 剂后，患者自诉心慌、心悸、气促等症状明显减轻；复查动态心电图示心房颤动（平均心室率 68 次/分，最快心室率 99 次/分）。

第三节　早搏

一、室性早搏的概念

室性早搏（ventricular premature beat，VPB）（简称室早）是临床上常见的心律失常，是由希氏束分支以下异位起搏点提前产生的心室激动，可以表现为单个或成对的 VPB，也可连续出现，表现为短阵的室性心动过速。VPB 的临床症状有很大的变异性，从无症状、轻微心悸不适，到早搏触发恶性室性心律失常致晕厥或黑蒙，一般多表现为心悸、胸闷等症状，少部分患者出现晕厥，罕见有猝死发生，但一些顽固性频发 VPB，可以触发持续性室性心动过速或室颤，进而危及生命。VPB 发生人群相当广泛，涵盖正常健康人群和各种心脏病患者。

二、室性早搏的病机

目前普遍认为，VPB 的发病机制与心肌受到机械、电性与化学性刺激有关。此类刺激可导致心肌细胞的离子跨膜转运异常，引起除极和复极发生改变，从而产生室性早搏。如心肌细胞缺血缺氧、心肌炎、电解质紊乱、精神不安、过量饮酒、吸烟、手术、麻醉等均可诱发 VPB。发病机制包括：自律性异常、触发活动、折返三大类。常见于高血压、冠心病、心肌病、风湿性心脏病与二尖瓣脱垂的患者。

三、室性早搏的治疗

西医主要通过药物和手术两种方案治疗 VPB。药物治疗方面：β 受体阻滞剂、钙通道阻滞剂或钠通道阻滞剂对多数 VPB 疗效显著，但对于顽固性 VPB（尤其伴明显临床症状者），可能面临疗效欠佳、需长期用药导致耐受性下降，或致心律失常风险。手术治疗方面：导管射频消融术（RFCA）作为成熟介入技术，具有成功率较高、并发症发生率低的优势。目前，国家心血管病中心以每日早搏总数超过 10 000 次作为消融适应证，但作为一种有创性治疗，它存在一定的风险和并发症，需要慎重权衡风险效益比后实施治疗，且对费用和技术要求较高。

四、中医对室性早搏的认识

VPB 属于中医“心悸”“怔忡”范畴，指患者自觉心中悸动，惊惕不安，甚则不能自主的一种病症，临床多呈阵发性，每因情志波动或劳累过度而发作。常伴有气短、胸闷、失眠、健忘等症状。一般认为，其病位在心，与肝、脾、肾、肺四脏密切相关。历代医家对于其病因病机有不同认识，《内经》认为其病因有宗气外泄，心脉不通，猝受惊恐，复感外邪等。张仲景《伤寒杂病论》称其为“心动悸”“心下悸”“心中悸”“惊悸”等，并认为其主要病因有惊扰、水饮、虚劳及汗后受邪等，并提出了基本治则，以炙甘草汤等为治疗心悸的常用方剂。元代朱丹溪认为，心悸的发病应责之于虚与痰，《丹溪心法·惊悸怔忡》载：“惊悸者血虚，惊悸有时，以朱砂安神丸”“怔忡者血虚，怔忡无时，血少者多，有思虑便动，属虚；时作时止者，痰因火动”。明代张介宾在《景岳全书·怔忡惊恐》中认为，怔忡由阴虚劳损所致。清代王清任认为，瘀血内阻导致心悸。现代医家认为，心悸的病机多为本虚标实两个方面，本虚者为气血阴阳亏虚，心神失养发为心悸；标实者多为痰、饮、火、瘀等阻滞，扰乱心神发为心悸。心悸的治疗现多分虚实论治。虚者，予以补气、养血、温阳、滋阴；实者，当给予祛痰、化饮、清火、行瘀；虚实夹杂者，当分清主次，标本兼顾。

五、李芳琼主任治疗室性早搏经验总结

在临床上，李芳琼主任融合叶天士“久病入络”学说、李东垣“百病痰作祟”理论、吴以岭院士“脉络学说”，结合心脏传导的解剖，提出“气虚瘀堵”学说，用以指导心律失常的治疗。

结合多年临床经验，李芳琼主任认为心悸首先需要辨别快速型心律失常及缓慢型心律失常。

快速型心律失常多由自主神经功能失常所致，辨证多为阴虚火旺、气阴两虚、肝气郁结、痰火扰心、毒热攻心。新发以邪实为主，徐发多为本虚为主，或兼邪实。非器质性心律失常以阴虚火旺、气阴两虚多见，治疗上以养阴、益气、安神为主；而器质性心律失常，临床以风湿性心脏病、冠心病、病毒性心肌炎较为多见。冠心病伴心律失常者以气虚血瘀为主，常用益气活血之法；风湿病伴心律失常者，以“通”为主要治则，常用活血化瘀通络之品；病毒性心肌炎伴心律失常者，在益气养阴、活血通阳基础上加用清热解毒之剂。

缓慢型心律失常的病机主要为心气虚弱，推动气血运行无力，或肾阳不足，不能助心阳搏动。治疗应以补心气、温肾阳为法。根据患者发病缓急特征以补心气、心阳为主，病程日久以补心肾阳气为主。

心脏从出生到死亡都在不停地跳动，这和心脏为“阳中之阳”不谋而合，而心阳的体现形式为心气，故认为心阳即心气。正常情况下，窦房结发出的冲动及传导（电路系统）维持心脏的收缩与舒张，故心脏的功能体现的是心阳、心气，直接表现为心脏的传导系统；心脏完成舒缩，将富含“氧气的营血”输布全身，一方面供应全身脏器，另一方面通过冠脉营养窦房结、房室结、心肌等心脏自身结构。当心脏自身阳气不足，如“主不明”，易受他人“鼓动”可导致“心脏自律性异常”并更加容易发生“触发活动”。此外，心脏传导结构异常（心肌的改变、传导通路受阻）、冠脉的供血、供氧不足（缺血、缺氧）统称为“瘀堵”。瘀即瘀血也，堵为痰浊、水饮、寒凝（通道管腔缩小），会因道路不通发生“折返”。故治疗心悸三要法为调气血、祛邪浊、安神复脉。

六、医案举隅

案 1：患者李某，女，53 岁，2024 年 4 月 22 日初诊。

主诉：心慌、心悸 3 天。

既往史：既往有“高血压病”病史 2 年。

辅助检查：24 小时动态心电图示窦性心律（总心搏数 101 489 次，平均心室率 73 次/分，最快心室率 130 次/分，最慢心室率 47 次/分）；偶发室上性早搏（共 44 次），其中成对 1 次，室上速 1 阵，最长 3 跳；频发室性早搏共 16 727 次（占比 16%），含成对室早 1 次，二联律 933 阵，三联律 29 阵；发作性 ST-T 改变。心脏彩超示各腔室大小正常，三尖瓣、主动脉瓣轻度反流，左心室舒张功能减退。

患者于西医院就诊，建议行射频消融术，经充分告知后仍拒绝介入治疗。后转诊至我科。

刻下症：心慌、心悸，气短、少气，活动后心累，失眠（易醒），精神一般，饮食一般，二便调，舌淡，苔薄，左寸脉细，结代脉。

诊断：心悸，气阴两虚证。

治法：益气养阴，通脉安神。

处方：炙甘草汤合生脉散加减。炙甘草 30 g，生地黄 15 g，熟地黄 20 g，大枣 10 g，麦冬 15 g，太子参 15 g，五味子 10 g，刺五加 15 g，柏子仁 30 g，首乌藤 30 g，远志 15 g，茯神木 30 g，煅牡蛎 30 g（先煎），龙骨 30 g（先煎），甘松 15 g（后下），醋延胡索 15 g，苦参 15 g，牡丹皮 12 g，赤芍 10 g，当归 10 g。3 剂，每两日一剂，三餐后温服 150 mL。

二诊：3 剂后，患者感上诉症状减轻，偶感心慌、心悸，原方再予 5 剂。

三诊：患者已无心悸、心慌等症状，手环检测每日早搏明显减少，原方再予 5 剂以巩固疗效。复查动态心电图示窦性心律伴不齐，总心搏数 10 868 次，平均心室率 74 次/分，最快心室率 134 次/分，最慢心室率 54 次/分，偶发室上性早搏共 61 次（含成对 1 次，室上速 2 阵，最长 6 跳）；偶发室性早搏 6 次（成对 1 次，室速 1 阵，最长 5 跳）。

按语：该患者心脏结构未见明显改变，病程短，平均心室率较快，故而心阳未损，有气短、少气之症，心气不足较轻，邪实未成。当以恢复心阴、心血，以炙甘草汤合生脉散加减。前者别名复脉汤《伤寒论》载：“伤寒脉结代，心动悸，炙甘草汤主之。”具有益气滋阴，通阳复脉之功效；后者出自《太平惠民和剂局方》，具有益气生津，敛阴止汗之功效。《医方集解》载：“人有将死脉绝者，服此能复生之，其功甚大。”柯韵伯云：“麦冬甘寒，清权衡治节之司；人参甘温，补后天营卫之本；五味酸温，收先天天癸之原。三气通而三才立，水升火降，而合既济之理矣。”患者阳气亏虚程度轻，故换人参为太子参。因“君主不明”，故以重镇安神之龙牡，犹如平叛之武将，养心安神之柏子仁、首乌藤、远志、茯神，犹如治国之文官，刚柔并济，助君安国。又以丹皮、赤芍、生地黄之品以凉血、养血、扩血管，使血静而神安，犹如开仓放粮安抚民意。佐以甘松、延胡索、苦参、刺五加、炙甘草以抗心律失常。诸药合用，使心气充，心血复，心神安，血脉畅。

案2：患者李某，女，67岁，因“胸闷、心悸5天”于2024年05月15日就诊。

既往史：既往有“高血压、腔隙性脑梗死、良性阵发性位置性眩晕”病史，5天前，患者无明显诱因出现胸闷、心慌、心悸，持续数秒不等，活动后心累，腰膝酸软、饮食可，睡眠差，大便干，小便正常，舌淡胖，苔薄，舌下络脉青紫，脉结代。

体格检查：24小时动态心电图示窦性心律（总心搏122 509次，平均心率87次/分，最快心率132次/分，最慢心率57次/分），频发室性早搏（17 875次，占比约14.6%），呈二联律、三联律、成对出现及短阵室性心动过速；频发室上性早搏（26 868次，占比约21.9%），呈二联律、三联律、成对出现及短阵室上性心动过速；ST-T异常。

患者频发室性早搏、室上性早搏，建议行射频消融术，患者拒绝，要求保守治疗。遂予中药内服以益气养阴，通脉复律。

处方：太子参15 g，麦冬10 g，五味子10 g，炙甘草30 g，生地黄15 g，牡丹皮15 g，赤芍15 g，紫石英30 g（打碎先煎），甘松15 g（后下），延胡索15 g，钩藤30 g，苦参15 g，刺五加15 g，何首乌15 g，茯神木30 g，补骨脂10 g，黄连3 g，肉桂3 g，酸枣仁10 g（打碎先煎），葎草15 g。7剂，两日1剂，三餐后温服150 mL。

2024年6月4日，二诊：未诉胸闷、心慌、心悸等不适，饮食、睡眠可，大便正常。行24小时动态心电图示窦性心律伴不齐，总心搏数88 909次，平均心律62次/分，最快心律106次/分，最慢心律41次/分；偶发室上性早搏（8次，占比<1%），其中成对室早1次。频发室性早搏（4 248次，占比5%），其中成对室早2次，二联律5阵；发作性ST段改变。

按语：《内经》载：“年四十，而阴气自半。”《妇人大全良方》明确提出了“女子以血为本”，故年老女性尤应注重气血。治以生脉散合炙甘草汤益气养血；心神受扰，以生地黄、丹皮、赤芍凉血祛瘀；因年老阴损及阳，以黄连、肉桂二药为伍，寒热并用，有上泻心火而下温肾水，交通心肾使水火既济，阴阳交泰；病程尚短，佐何首乌、补骨脂以滋肾，激发肾中元阳以济心阳。因邪阻不重，故以葎草、刺五加利湿、苦参燥湿化痰，佐以紫石英、甘松、延胡索、钩藤等特效抗心律失常药物。诸药合用，交通心肾，益气温阳以恢复心脏“自律性”，镇静凉血以减少异常“触发活动”，祛瘀利水化痰以畅通道而防折返发生。

案3：患者罗某，女，71岁，因“反复胸闷、心悸6年余，加重2小时”于2023年10月11日就诊。

症见：胸闷、心慌、心悸，口干、气短、乏力，少气懒言，舌红，舌下络脉青紫迂曲，苔少，脉结代，饮食、睡眠稍差，二便调。

体格检查：行心电图示窦性心律，室上性期前收缩，室性期前收缩。动态心电图示窦性心律伴窦性心动过缓，总心搏数79 894次，平均心室率56次/分，最快心室率83次/分，最慢心室率42次/分；频发室上性早搏，室上性早搏总共2 606次，占总心搏3%，其中成对室早42次，二联律2阵，三联律19阵，室上速8阵，最长8跳；偶发室性早搏，室性早搏共639次，占总心搏数小于1%，其中二联律36阵；ST-T未见明显异常。心率变异性分析示SDNN=119次，R-R长间歇>2 000 ms有2次，最长2 023 ms。

中医诊断：心悸，气阴两虚。

西医诊断：心律失常（室上性期前收缩、室性期前收缩）。

治则：益气养阴，通脉复律。

处方：人参片9 g（先煎），麦冬15 g，五味子15 g，党参片60 g，干益母草30 g，丹参30 g，炙甘草30 g，蜜麻黄3 g，肉桂3 g，醋延胡索15 g，甘松10 g，苦参10 g，酒黄精12 g，刺五加10 g，砂仁10 g（后下）。3剂，日1剂，日3次，水煎（煎药机）450 mL，每剂分3次口服，每次150 mL。

二诊：3日后复诊，患者诉心慌、心悸较前减轻，无胸痛，诉气短、乏力、少气懒言较前减轻，自觉手足冰凉，加附片10 g，再予3剂，日1剂。

三诊：患者诉心慌、心悸明显改善，精神明显好转，复查动态心电图示窦性心动过缓，总心搏数83 231次，平均心室率58次/分，最快心室率90次/分，最慢心室率42次/分；偶发室上性早搏伴短阵室上速，有时伴差传，有时未下传，室上性早搏总共371次，占总心搏小于1%，其中成对室早22次，二联律3阵，室上速8阵，最长7跳；偶发室性早搏，室性早搏共26次，占总心搏数小于1%；ST-T未见明显异常。心率变异性分析示SDNN=126次，偶见R-R长间歇大于2秒，R-R长间歇>2 000 ms有1次，最长2 070 ms。

按语：该患者先天禀赋不足，年老体弱，心气不足，加之劳则耗气，日久气虚，故见气短、乏力，宗气不足。胸闷，舌红，舌下络脉青紫迂曲，苔少，脉结代为气阴两虚夹瘀之证。方中人参、党参益气为君，麦冬、五味子养阴生津为臣，益母草行气活血，丹参活血化瘀，麻黄宣肺，细辛温肺化饮，附子温阳散寒，延胡索行气止痛，甘松宁心安神，苦参清热燥湿，黄精益气养阴，刺五加行气活血，砂仁化湿宽中为佐，炙甘草调和诸药为使。患者频发早搏，考虑为心阳不振所致，治疗上以益气温阳，养阴生津为主，旨在恢复心脏的生理功能。

第五章 伤寒杂病论治

第一节　伤寒杂病概述

《伤寒论》被尊为“方书之祖”，笔者治疗杂病的诸多心得体悟皆源于此书。

《伤寒论》创立的六经辨证体系，以太阳、阳明、少阳、太阴、少阴、厥阴六经概括疾病的不同阶段和类型，为临床辨证提供了清晰的思路与框架。该书深入阐述了外感病及杂病的病因、外感病的传变规律，并从经络、脏腑等多角度分析病机，为准确判断病情发展奠定了基础。

在方剂运用方面，《伤寒论》方剂配伍严谨，君臣佐使分明。例如麻黄汤，由麻黄、桂枝、杏仁、甘草四味药组成：麻黄发汗解表为君；桂枝助麻黄发汗、解肌，并为臣药；杏仁降肺气为佐；甘草调和诸药为使。诸多经典方剂历经千年验证，至今临床效用卓著。如小柴胡汤不仅用于外感病之少阳证，亦常用于内科杂病，如辨证属少阳枢机不利者的肝郁气滞等病症。

在中医思维培养方面，《伤寒论》强调整体观念与动态观，认为人体是一个有机整体，六经之间相互联系、相互传变（如太阳病不解可传阳明），故需从整体把握病情。同时，强调需重视疾病的发展变化，在不同阶段采用相应治法（如伤寒初期多为实证，失治误治可转为虚证，治法亦随之调整）。

虽历千载，《伤寒论》的理论与方剂仍极具实用价值，彰显了中医经典的永恒生命力。其作为中医传承发展的根基，为现代中医创新提供了不竭源泉。深入研习可发掘其中丰富的思维方法，如辨病与辨证相结合、同病异治、异病同治等理念。

反复研读《伤寒论》有助于构建系统的中医理论体系。六经辨证与经络学说、脏腑学说相互关联，深入学习能促进知识的融会贯通，深化对中医整体理论框架的理解。同时，有助于培养中医独特的思维模式，如强调整体、关注动态变化等，这对于处理复杂临床问题至关重要。

第二节　伤寒杂病临床经验总结

一、虚劳自汗

案1：患者杨某，男，75岁。

主诉：顽固盗汗十年余，每日夜间睡眠必须更换1~2次枕巾，多年来反复多处就医，多次使用收敛止汗之品，几无效果。就诊近三月来，上诉症状加重，发展至睡眠时全身大汗，床单每日1换，伴白天精神差，乏力，活动后胸闷、心悸不适。口干而不欲饮，苔薄黄腻，脉濡细。

既往史：既往高血压病史多年，长期口服降压药治疗，监测血压，近期血压波动较大（160/100~130/70 mmHg），平均血压145/86 mmHg。既往曾发生脑梗死，未遗留严重后遗症。

辅助检查：心电图示T波改变，血脂检查提示低密度脂蛋白1.79 mmol/L；肝肾功能、血糖未见明显异常。冠脉造影示前降支中段临界病变，狭窄约70%，回旋支近端重度狭窄约80%。因对支架植入存在顾虑，患者拒绝接受该治疗方案。

中医辨证：阴虚火旺，烦劳过度，亡血失精，或邪热耗阴，以致阴精亏虚，虚火内生，阴津被扰，不能自藏而外泄，导致盗汗。其内无邪火，所以不欲汤水，真阴内亏，故口无津液。

处方：当归 10 g，黄连 3 g，黄芩 10 g，生地黄 10 g，熟地黄 10 g，黄柏 10 g，黄芪 30 g，红芪 10 g，滇鸡血藤 10 g，甘草 10 g。

二诊：7 剂后，盗汗明显减轻，患者自觉从未如此轻松入眠。仍觉口中黏腻，口苦，腰膝酸软，气短昏闷。真阴亏耗，精髓不足，予以左归丸加减壮水之主，培肾之元阴。处方如下：熟地黄 20 g，山茱萸 15 g，山药 15 g，杜仲 10 g，枸杞子 15 g，菟丝子 15 g，牛膝 10 g，知母 10 g，黄柏 10 g，牡丹皮 15 g，地骨皮 15 g，滇鸡血藤 10 g，红芪 10 g。

三诊：10 剂后，患者前诉症状基本消失，自觉一身轻便，正常活动不会出现胸闷心悸等不适。

按语：归六黄汤在金元时期李东垣《兰室密藏·自汗门》中被誉为“治盗汗之圣药也”。方中灵活运用生黄芪而非炙黄芪，乃因生黄芪以补气固表的作用较强，善于走表，患者盗汗日久，气随汗泄，重用生黄芪以补气固脱。而炙黄芪重在温补脾胃，适用于兼有明显气虚乏力、食少纳呆、脾虚便溏的患者。但凡有湿阻中焦、大便干结等气机不畅症状者都不应使用。患者胸闷、身重，冠脉造影提示冠脉狭窄较重，结合中医舌脉证及病机演变规律，考虑阴虚湿阻中焦为主而非瘀血内阻为主。此外，黄芪倍于它药使用在此方中非常明显，黄芪倍于当归意在补正气而摄浮阳，使气旺血生、阳生阴长、虚热自除；黄芪倍于三黄乃因黄连、黄芩、黄柏皆为苦寒之品，倍用可温煦脾阳以防苦寒败胃之弊。红芪相比黄芪药效更加平缓，且具有补阳固表功效，意取张景岳“善补阴者必阳中求阴”之意。鸡血藤活血补血。一者，补充阴虚导致的津亏；二者，通过平和的补血活血之效改善血脉瘀滞。纵观全方，患者西医诊断虽属不稳定型心绞痛，具有明确的冠脉狭窄，但并非生搬硬套活血化瘀之法，使用大剂活血化瘀药物，全方仅用一味鸡血藤活血补血。

案2：患者张某，女，54岁。

主诉：多汗1年。患者因工作原因，常年熬夜，饮食不规律，1年前逐渐出现多汗，稍动则出，甚时衣襟如洗，曾服“玉屏风颗粒”效果不著，多处治疗效果不佳，静时自汗，动则益甚，汗漏不止，口反不渴，善太息，自觉气短，时有失眠，身寒怕冷，腰酸，大便2日一行，质偏干，舌淡胖，脉弦细、稍数。

辅助检查：常规心电图、心脏彩超、肝肾功能、血糖、血脂、甲状腺功能均未见明显异常。

中医辨证：患者病程漫长迁延，长期精气耗伤，症状逐渐加重，导致气血阴阳亏损所致的虚弱、不足证候。神疲体倦、懒言声低、自汗、舌质淡胖有齿痕、脉细，总体属于阳气亏虚之虚劳自汗。病机气虚导致卫气不足，无法固摄汗液，使汗液自毛孔溢出。阳虚则导致机体失去温煦作用，使汗孔开合失司，从而引起自汗。

处方：人参15 g，桂枝10 g，白芍10 g，炙甘草6 g，大枣20 g，龙骨、牡蛎各30 g，生黄芪30 g，炒当归10 g，怀山药15 g，生姜3片。

二诊：上方共服药20剂后，患者精气神好转，自汗明显减轻。嘱其秋收冬藏，休养生息。平素可常服黄芪、党参之品。

按语：汗证，中医临床可大致分为自汗、盗汗、绝汗三大类。自汗，《内经》称其为魄汗。张景岳认为：“自汗者，濈濈然无时，动作则益甚……自汗者属阳虚，腠理不固，卫气之所司也。人以卫气固其表，卫气不固，则表虚自汗，而津液为之发泄也，治宜实表补阳。”明确指出自汗的特征及前人对自汗证的认识。自汗的辨证多见于阳虚，张氏指出：“自汗或盗汗者，但察其内无火邪，又无火脉，便是气虚。”气虚不可妄用寒凉之药以败阳气。气虚阳未衰者，用三阴煎、参归汤、人参建中汤主之，亦可用玉屏风散益气固表；阳气虚者，宜以芪附汤温阳益气。

盗汗，《内经》称其为寝汗，《金匮要略》首用盗汗之名。《景岳全书》载：“盗汗者，寐中通身汗出，觉来渐收。”阴虚则生内热，热扰阴分，迫津液外泄而为盗汗，清火滋阴为治盗汗之大法。方用当归六黄汤极效，亦可用六味地黄丸、益阴肾气丸、一阴煎之类。若虚热内扰心神，则心神不宁，烦躁汗出，宜用天王补心丹、朱砂安神丸、生脉饮治之。

《灵枢·经脉》曰：“六阳气绝，则阴与阳相离，离则腠理发泄，绝汗乃出，故旦占夕死，夕占旦死。”张氏在《景岳全书·汗证》中未提及绝汗之名，但把绝汗列为自汗或盗汗的重证。误治，不当汗而汗之，或虽当汗而汗之太过，或汗出日久不治，阴津大泄而阳无所依，阴阳离决而为绝汗。治宜急用大补元煎、六味回阳饮回阳固脱。

《景岳全书》把汗证分为阳汗、阴汗。有火者为阳汗，无火者为阴汗，指出“汗证有阴阳，阳汗者，热汗也；阴汗者，冷汗也”，并认为“自汗、盗汗，亦各有阴阳之证，不得谓自汗必属阳虚，盗汗必属阴虚”。

本方人参建中汤，为张景岳首创之治疗虚劳自汗的名方。脱胎于《伤寒论》小建中汤，方中人参大补元气，以固本元，为治疗虚劳之要药。甘草甘平，补中益气；大枣甘平，补脾益胃，养血安神；怀山药代替原方饴糖，起到温中健脾之效。“甘先入脾，脾欲缓，急食甘以缓之”。以上三药，味甘，故有健脾益胃之功。桂枝辛甘温、通阳化气，生姜辛温、温阳散寒，二药相配，温阳利气，既使三味甘药缓而不滞，又辛甘合用可以生阳，使脾阳得以升发。芍药味酸，性微寒，既能限制桂枝、生姜的温燥，又取酸甘合化而生阴，以育其阴。这样，阳得阴助而生化无穷，阴得阳升而泉源不竭。此外，生姜、大枣相配，还能调和营卫。血汗同源，汗多阴血必伤，故加当归以养血。龙骨牡蛎为收敛止汗之药对。诸药合用，阳能固涩、阴能内守、表虚得固。

二、热证

患者龚某，女，48岁，2021年12月21日初诊。

主诉：经期无明显诱因发热，实验室检查示血常规、降钙素、C反应蛋白均无异常；予抗感染对症后症状未缓解，经后自行好转，但病情易反复，故就诊。

刻下症：间断发热，体温最高 38.5 ℃，伴烦躁不得眠，手足心热，咽干口渴，大便干结，舌红少津，脉细数。

辨证：阴虚发热。

治法：养阴清热。

处方：北沙参 20 g，麦冬 20 g，醋龟甲 20 g（先煎），冬凌草 20 g，葎草 20 g，石决明 20 g（先煎），金银花 10 g，百合 20 g，酸枣仁 20 g。10 剂，水煎服，日 1 剂。

二诊：15 日后复诊，患者自诉 12 月 28 日月经来潮，至今无明显发热，烦躁较前好转，睡眠尚可，二便正常，夜间盗汗出，舌红少津，脉细数。继予养阴清热兼顾敛汗。予北沙参 20 g，麦冬 20 g，醋龟甲 20 g（先煎），麻黄根 10 g，浮小麦 10 g，石决明 20 g（先煎），金银花 10 g，百合 20 g，酸枣仁 20 g。10 剂，水煎服，日 1 剂。

三诊：1 月后复诊，患者诉月经期无发热症状，盗汗明显改善，纳眠可，二便调，舌红润，脉滑。继服 15 剂，药后诸症明显缓解。

按语：妇科发热亦可运用皮肤药治疗热证，患者平素嗜食辛辣，耗伤阴液，虚热内扰冲任二脉，而致经期低热，热扰心神，故见烦躁不得眠，热甚伤阴，故见手足心热，咽干口渴，大便干结，综合舌脉皆为阴虚内热之象。故治疗当以清热解毒、滋阴安神。方中冬凌草、葎草、金银花清热解毒，祛除膜之热，北沙参、麦冬养胃阴，生津止渴，胃阴充盈则后天生化有源，醋龟甲兼顾先天之肾阴，石决明清热养阴安神，百合、酸枣仁养阴清热，宁心安神。李芳琼在膜热辨治当中常着手于胃肾之阴，先后天并调，同时清热解毒，防止热势传于其他脏腑。二诊热势已退，阴液已虚，阴阳失调，故见盗汗出。治疗上，当去二草，加用麻黄根、浮小麦固表止汗，配伍原方之养阴之品，阴阳平调则汗自除。

三、水肿

患者下肢反复水肿 5 年余。

既往史：既往高血压病史，长期口服拜新同控制血压，近1周肿甚，爬坡后喘累、气促不适，四处求诊疗效欠佳，故特来寻求中医中药治疗。

刻下症：双下肢肿胀，爬坡后喘累、气促，腹中作胀，不欲饮食，双下肢中度水肿，小便量少，大便正常，精神、纳眠差，舌质淡胖，边有齿痕，舌苔白滑，脉沉细。

中医诊断：水肿。

辨证：阳虚水泛。

治法：温阳利水，消胀除满。

处方：芪附消肿方。附子15 g（先煎），白术10 g，茯苓20 g，猪苓20 g，车前子20 g，黄芪30 g，桂枝18 g，红参30 g，泽泻20 g。7剂，水煎服，日1剂，每日3次。

二诊：7日后复诊，自诉喘累、气促好转，无呃逆，腹中微胀，可稍进食，精神尚可，纳眠差，舌质胖，边有齿痕，舌苔白滑，脉沉细，诸症明显缓解。患者病程日久，肾病传脾，肾病得减，当须实脾，遂予原方加用陈皮、山楂、炒麦芽健脾，酸枣仁、百合宁心安神，继用7剂。

三诊：患者未就诊，电话随访，自诉活动后喘累、气促明显好转，腹胀已除，精神尚可，二便调，纳眠可。

按语："水之主在肾，水之制在脾"，肾阳虚则水不化气，脾阳虚则湿邪难运化，致水湿内停。该患者喘累、气促，动辄加重，心中悸动乃水气凌心所致，脾肾阳虚，则内生水湿，水湿之邪上逆凌心射肺，故喘累、气促；水湿之邪留于胃肠，故见腹胀、纳差；水湿之邪泛溢肌肤四肢，则四肢水肿。《伤寒论·辨少阴病脉证并治》载："少阴病，二三日不已……或下利，或呕者，真武汤主之。"

笔者认为，慢性心力衰竭患者，多病程日长，水湿之弊久矣，为本虚标实之证，本虚虽重，但仍以标实为主。仲景之真武方为治疗脾肾阳虚水泛之祖方，真武方虽标本兼顾，但此患者水湿泛滥，标实过甚，遂予自拟"芪附消肿方"。芪附消肿方在真武汤原方基础上，加用猪苓、车前子、黄芪、桂枝、红参、泽泻，加强真武方温阳利水之功，方中附子为君药，辛甘性热，用之温肾助阳，以化气行水，兼暖脾土；黄芪甘温，有升举阳气之功，芪附之配以升阳固表，温阳利水；茯苓、猪苓、泽泻、车前子甘淡渗利，使水湿之邪从小便去；红参补益脾肺，桂枝解表，温通心阳平悸，《素问·灵兰秘典论》载：“膀胱者，州都之官，津液藏焉，气化则能出矣。”膀胱的气化有赖于阳气的蒸腾，方中桂枝又可温阳化气以助利水，故重用桂枝一举多得。二诊患者诸证好转，肾阳得补，水湿消退，此时当须实脾，遂予原方加用陈皮健脾除湿；山楂、炒麦芽健脾行气，酸枣仁、百合宁心安神改善患者睡眠。三诊诸症皆除。

四、甲亢

患者杨某，女，68 岁。

主诉：确诊甲状腺功能亢进 3 年余，汗多 1 周。

刻下症：患者近 1 周以来，出汗明显，以睡时出汗为主，白天活动时出汗也较平时增多，形体消瘦，神萎不振，低热持续。自觉口干、口苦，手足心灼热，小便黄赤，伴咽喉部胀痛，吞咽时加重。舌质淡，剥苔，脉细数。

中医诊断：瘿病。

辨证：气阴两虚证。

治法：益气养阴。

处方：醋龟甲 20 g（先煎），黄柏 20 g，知母 20 g，生地黄 15 g，北沙参 10 g，麦冬 10 g，天冬 10 g，五味子 6 g，五倍子 5 g。12 剂，日 1 剂，水煎，分 3 次温服。

二诊：12 日后复诊，服药后出汗症状改善明显，睡时减少，白天活动时出汗也较平时少，形体消瘦，精神明显好转，手足心低热，小便黄赤，咽喉部胀痛减轻。舌淡，脉细。继以益气养阴、调和营卫为法，予中药内服。处方如下：醋龟甲 20 g（先煎），黄柏 20 g，知母 20 g，生地黄 15 g，北沙参 10 g，桂枝 10 g，白芍 10 g，五味子 6 g，五倍子 5 g。10 剂，日 1 剂，水煎，分 3 次温服。

三诊：患者服药后，汗出已基本如常人，余无特殊不适。舌红，脉细。以养阴散结之法调理。处方如下：醋鳖甲 20 g（先煎），莪术 10 g，冬凌草 10 g，猫爪草 10 g，黄药子 6 g，桂枝 10 g，白芍 20 g，黄精 20 g，山萸肉 20 g。

按语：笔者认为，甲状腺功能亢进时，会过多分泌甲状腺激素，从而使新陈代谢速度加快，增加交感神经兴奋性，进而导致身体多汗和怕热等。汗是人体五液之一，由阳气蒸化津液而来。《素问·阴阳别论》载："阳加于阴，谓之汗。"心主血，汗为心之液，阳为卫气，阴为营血，阴阳平衡，营卫调和，则津液内敛。反之，若阴阳脏腑气血失调，营卫不和，卫阳不固，腠理开阖不利，则汗液外泄。《医碥·汗》载："汗者，水也，肾之所主也。内藏则为液，上升则为津，下降则为尿，外泄则为汗。"本案患者低热，口干、口苦，手足心灼热，小便黄赤，伴咽喉部胀痛，乃阴虚之证，故治疗可从补肾阴入手，"虚实盈亏"。方中以龟甲、生地黄清虚热、补肾阴；知母、黄柏滋阴润燥退热、泻火解毒除湿；北沙参、麦冬、天冬、五味子清肺润燥、益气生津；五倍子敛肺止汗。诸药合用，共奏益气养阴，补肺益肾之功。二诊时，患者汗出较前缓解明显，但仍较正常人多，故遵循调和营卫之法，予桂枝、白芍。三诊时，患者服药后汗出基本控制，继予善后调理。

五、暑湿困表

患者，女，35 岁，平素较常人怕冷，于 2024 年 8 月 26 日就诊。

患者 2 天前因久吹空调后导致头晕发作，伴头颈部强痛困重、口干渴饮水多，小便少，恶风汗出，舌淡红，苔白腻，舌边齿痕，脉浮数。

中医辨证：太阳、太阴合病，夹水饮内停，兼暑热郁遏。

治则：解肌发表，通阳化气利水。

方药：桂枝加葛根汤和五苓散加减。茯苓 20 g，桂枝 15 g，甘草 10 g，生白术 15 g，羌活 15 g，薏苡仁 30 g，通草 6 g，白芍 15 g，葛根 30 g，川芎 15 g，防风 15 g。4 剂，日 1 剂，水煎，分 3 次温服。

二诊：4 日后复诊，头晕颈强明显缓解，口干口渴感减轻，但仍感恶风易汗出。原方基础上加防风 30 g，党参 20 g。

三诊：继续服用 3 剂后，患者精神状态恢复良好，诉全身上下轻松，头晕头痛完全消失。

按语：患者素体阳虚，阳气不足，久吹空调，起居不当，当令暑热之邪趁隙侵入，上扰清窍则头晕不适，暑邪易挟湿，加之素体阳虚，水饮不化，暑湿夹水饮之邪困阻经络，则头颈部强痛不舒，暑多挟热，暑为阳邪，伤津耗液，素体阳虚水饮内停，则口干饮水。舌淡红，苔白腻，舌边有齿痕，脉浮数，均为暑热兼水饮内停之征象。方用桂枝加葛根汤解肌发表，五苓散解表通阳、行气利水，同时加用薏苡仁、通草清热利湿，加防风、威灵仙、川芎增强祛风邪、通经络的作用。二诊加党参并加大防风用量以扶正养阴、生津除渴。

六、肺结节

患者黄某，女，72 岁，2024 年 1 月 18 日初诊。

主诉：体检发现肺部结节 2 月余。2 月前患者于体检时发现肺部结节，大小约 4 mm，故就诊。

刻下症：乏力、肢冷，偶有咳嗽，咳白痰，痰多，舌淡胖，苔白腻，脉滑。

辨证：痰湿内阻。

治法：健脾化痰，祛瘀散结。

处方：鳖甲 20 g（先煎），莪术 10 g，芥子 20 g，桔梗 10 g，草豆蔻 6 g，苍术 10 g，白术 20 g，茯苓 20 g，薏苡仁 20 g。10 剂，水煎服，日 1 剂。

二诊：10 日后复诊，患者感咳嗽，咳痰改善，仍感肢冷，舌淡，苔白，不腻，脉滑，患者痰湿改善。

辨证：脾虚湿阻。

治法：健脾化痰散结。

处方：芥子 20 g，桔梗 10 g，草豆蔻 6 g，干姜 10 g，苍术 10 g，白术 20 g，茯苓 20 g，薏苡仁 20 g，人参 10 g，附子 12 g（先煎），鳖甲 20 g（先煎），莪术 10 g。20 剂，水煎服，日 1 剂。

三诊：20 天后复诊，患者咳痰、咳痰较前进一步缓解。四肢复温，并嘱患者 3~6 月复查 CT。

按语：该患者体检时发现肺部结节，平素嗜食生冷，脾胃阳虚，痰湿内生，痰湿弊阻于肺脏，发为结节。故方中用草豆蔻、苍术燥湿化痰之品，加鳖甲、莪术消癥散结，茯苓、白术、薏苡仁是平素常用的健脾益气之品，脾为生痰之源，故脾气得运，水湿得化，痰气以消，同时补气以防邪气内陷，并予桔梗引药上行。二诊时，加用干姜温化寒痰，同时增强化痰散结之功。

七、痛证

患者喻某，女，61 岁。

主诉：臀部、大腿后方疼痛 3 月。

现病史：患者 3 月前无明显诱因出现臀部及双侧大腿后方疼痛，呈持续性冷痛，天气变凉及活动后疼痛加重，期间在外院治疗效果不佳，今来就诊。

刻下症：臀部及双侧大腿后方疼痛，呈持续性冷痛，天气变凉及活动后疼痛加重，精神差，纳眠尚可，大小便正常。

体格检查：形体适中，舌淡，苔白腻，脉沉。

既往史：无特殊。

辅助检查：无。

中医诊断：痹证，痛痹。

西医诊断：神经根型腰椎病。

治法：温经散寒，除湿宣痹。

处方：乌头汤加减。制草乌 15 g（先煎），制川乌 15 g（先煎），麻黄 15 g，白芍 30 g，甘草 10 g，川芎 15 g，威灵仙 15 g，徐长卿 30 g，当归 15 g，生地黄 20 g，桑寄生 20 g，秦艽 15 g。5 剂，日 1 剂，日 3 次，水煎服，每次 150 mL。

二诊：服药后，患者自觉臀部疼痛较前有所缓解，遂继续原方再服5剂。

后电话随访，患者诉遇寒及活动后均无疼痛不适。

按语：本案患者诊为痹证，症见臀部及双侧大腿后方疼痛，呈持续性冷痛，天气变凉及活动后疼痛加重，舌淡，苔白腻，脉沉。辨证为痛痹。患者中老年女性，素体亏虚，久居寒湿之地，寒邪兼夹风湿，侵袭经络关节，痹阻气血，故见臀部及双侧大腿后方冷痛。《金匮要略》载："病历节，不可屈伸，疼痛，乌头汤主之。"方中川乌、麻黄温经散寒、除湿宣痹，白芍、甘草缓急止痛。患者湿邪较重，加用制草乌、威灵仙、徐长卿、秦艽散寒除湿，当归、川芎行血活血；加用生地黄、桑寄生滋补肝肾。

八、浮肿

案1：患者李某，男，69岁。

主诉：双下肢浮肿1月。

现病史：患者诉1月前无明显诱因出现双下肢浮肿，伴头晕，口干不渴，精神欠佳，纳眠一般，小便频数、尿急、量少，大便正常。

刻下症：双下肢浮肿，晨起加重，头晕，口干不渴，小便频、尿急、量少。

查体：形体适中，舌淡、苔白，脉沉细。

既往史：有高血压、前列腺增生病史。

辅助检查：无。

中医诊断：水肿，肾虚水泛证。

治法：温阳补肾、利水消肿。

处方：五苓散加减。桂枝15 g，党参30 g，泽泻15 g，猪苓12 g，前仁15 g，白术15 g，桑螵蛸10 g，益智仁20 g，乌药15 g，附片20 g（先煎），白芍15 g，炙甘草10 g，怀牛膝15 g。3剂，日1剂，日3次，水煎服，每次150 mL。

二诊：患者诉双下肢浮肿在晨起时已减轻，近日出现咳嗽、咳痰，痰量多，色清晰。考虑近期天气寒凉，寒饮伏肺，肺失宣降，遂在原方基础上加用干姜温肺化饮，桔梗宣肺化痰。

按语：《素问·水热学论》载："肾者，胃之关也，关门不利，故聚水而从其类也。上下溢于皮肤，故为浮肿。浮肿者，聚水而生病也。"本案患者诊为水肿，症见双下肢浮肿，伴头晕，口干不渴，小便频、尿急。舌淡、苔白，脉沉细。辨证为肾虚水泛，方选五苓散合缩泉丸加减主之。肾主水，具有调节人体水液代谢功能，患者老年男性，肾气不化致水液积聚，故见双下肢浮肿及口干不欲饮水的表现。五苓散在现代治疗水肿中取得了很好的疗效，方中泽泻利水渗湿、消肿；猪苓、茯苓健脾利湿且增强泽泻利水渗湿之功；白术、党参益气健脾；桂枝温阳化气。在原方基础上加用附片增强温阳的功效；牛膝性善下行，与前仁共增利水消肿之效。肾气不足膀胱气化功能失司，则见小便频、尿急。故加用桑螵蛸、益智仁补肾固精；乌药疏通气机、温肾散寒。白芍、炙甘草调和诸药。

案2：患者傅某，女，59岁。

主诉：双下肢浮肿2月。

现病史：患者诉近2月来双下肢浮肿，自觉四肢关节疼痛麻木不适，伴腹胀，小便量少、泡沫尿，大便干。

刻下症：双下肢浮肿，四肢关节疼痛麻木，腹胀，小便量少、泡沫尿，大便干。

查体：舌体胖大，白腻，脉沉。

既往史：无。

辅助检查：无。

中医诊断：水肿，水湿内停证。

治法：温阳化气，利水消肿。

治方：五苓散加减。桂枝15 g，白芍20 g，泽泻15 g，茯苓30 g，白术30 g，川芎15 g，当归20 g，桃仁15 g，葛根20 g，细辛10 g，甘草10 g，猪苓15 g，大腹皮20 g，附片20 g（先煎）。5剂，日1剂，日3次，水煎服，每次150 mL。

后续电话随访，患者诉浮肿及四肢麻木疼痛等症已明显缓解。

按语：《素问·水热学论》载："肾者，胃之关也，关门不利，故聚水而从其类也。上下溢于皮肤，故为浮肿。浮肿者，聚水而生病也。"本案患者诊为水肿，症见双下肢浮肿，四肢关节疼痛麻木，腹胀，小便量少等，考虑为水湿停聚所致，符合"水湿内停"证，方选五苓散主之。肾主水，具有调节人体水液代谢功能，患者为老年男性，肾气不足，气化失常，水液停聚体内，故见双下肢浮肿、关节疼痛麻木、腹胀。肾与膀胱相表里，"膀胱者，州都之官，津液藏焉"。肾的气化功能失常，固摄无权，则膀胱开合不利，故见小便量少。本方中泽泻入肾经、膀胱经，利水渗湿、消肿；茯苓、猪苓、大腹皮利湿健脾、通利小便，增强泽泻利水渗湿之效；白术、葛根补气、燥湿健脾；桂枝性温，具有温阳化气之功；川芎、当归、桃仁活血调经，加用细辛、附片增强温阳化气之功，甘草调和诸药。

九、皮肤瘙痒

患者熊某，女，53岁。

主诉：反复皮肤瘙痒1年余。

现病史：患者1年前无明显诱因全身多处出现皮肤瘙痒，可见点状小丘疹，晨起时加重，抓挠后皮肤泛红可见渗液，与季节改变、饮食无关，口服相关药物后瘙痒减轻，期间症状反复发作，今来就诊。

刻下症：皮肤瘙痒，可见点状小丘疹，晨起时加重，有渗液，精神、纳眠尚可，二便调。

查体：形体肥胖，舌淡红，苔黄腻，脉浮滑。

既往史：无。

辅助检查：无。

中医诊断：湿疮，风邪外袭兼湿热内蕴证。

治法：解表祛风，清热化湿。

治方：麻黄连翘赤小豆汤加减。麻黄15 g，连翘15 g，赤小豆15 g，防风

30 g，白芍 30 g，川芎 15 g，茵陈 20 g，陈皮 15 g，蛇床子 15 g（包煎），苦参 15 g，地肤子 15 g，生地黄 20 g，怀牛膝 15 g，桃仁 15 g，薏苡仁 15 g，桂枝 8 g。5 剂，日 1 剂，日 3 次，水煎服，每次 150 mL。

二诊：服药后，患者诉皮肤瘙痒范围减小，余无特殊不适，遂继续原方再服5 剂。

按语：《伤寒论》载："伤寒，瘀热在里，身必发黄，麻黄连翘赤小豆汤主之。"本案患者诊为湿疹，症见：皮肤瘙痒，见点状小丘疹，晨起时加重，有渗液，精神、纳眠尚可，二便调。舌淡红，苔黄腻，脉浮滑。辨证为风邪外袭兼湿热内蕴，方选麻黄连翘赤小豆汤主之。患者中年女性，病程长，平素喜凉，感受风邪，表邪不解，营郁生风，不得疏泄，则见瘙痒起疹。患者平素易食肥甘厚腻，表病久不得解，郁里而化湿热。故本方中麻黄辛温宣发、解表祛邪；连翘、赤小豆清热解毒、利湿；茵陈、蛇床子、地肤子、苦参清热利湿、止痒；陈皮、薏苡仁利湿健脾。"治风先治血、血行风自灭"，加用牛膝、桃仁、川芎活血化瘀、通经，白芍、生地黄滋阴养血；桂枝助麻黄调和营卫之功。

十、腹痛

患者余某，男，50 岁。

主诉：反复腹泻、腹痛 3 年余。

现病史：患者诉 3 年前无明显诱因出现腹泻腹痛，泻后痛减，每因进食生冷或油腻之品后腹泻加重，平素怕冷，易口干，精神差，纳眠一般，小便正常。

刻下症：腹泻腹痛，泻后痛减，每因进食生冷或油腻之品后腹泻加重，精神差，纳眠一般，小便正常。

体格检查：舌淡、苔白腻，脉弦滑。

既往史：无。

中医诊断：久泻，上热下寒证。

治法：涩肠止泻，清上温下。

处方：乌梅丸加减。乌梅 20 g，党参 30 g，干姜 15 g，炒白术 20 g，茯苓 20 g，陈皮 15 g，厚朴 15 g，肉桂 5 g，木香 15 g，砂仁 15 g，升麻 9 g，防风 20 g，藁本 20 g，附片 30 g（先煎），炙甘草 20 g，黄连 6 g。5 剂，日 1 剂，日 3 次，水煎服，每次 150 mL。

二诊：服药后，患者少量进食生冷或油腻食物后未再出现腹痛、腹泻，量多易犯，遂将附片减量至 20 g。已无明显口干，故去除黄连。余方不变，再服 5 剂。

按语：《伤寒论》载："伤寒，脉微而厥，至七八日肤冷，其人躁，无暂安时者，此为脏厥，非蛔厥也。蛔厥者，其人当吐蛔。令病者静，而复时烦，此为脏寒。蛔上入其膈，故烦，须臾复止，得食而呕，又烦者，蛔闻食臭出，其人常自吐蛔。蛔厥者，乌梅丸主之。又主久利。"乌梅丸虽为治蛔主方，但仲景也提道"又主久利"。本案患者诊为泄泻，症见：腹泻、腹痛，泻后痛减，每因进食生冷或油腻后腹泻加重，平素口干。舌淡、苔白腻，脉弦滑。辨证为上热下寒，方选乌梅丸加减主之。本案患者为中年男性，长期腹泻腹痛，病程长，久泻则易损正气，正气不固，寒邪易侵，故见怕冷，正气亏虚损及于脾，脾虚则易生湿，故患者进食生冷或油腻后腹泻加重，平素口干，此为胃中有热表现。本方中乌梅具有涩肠止泻、生津止渴之功，干姜、肉桂、附片温阳散寒，炒白术、茯苓、陈皮利湿健脾，木香、砂仁行气醒脾，党参、升麻、防风、藁本升举阳气，增强卫外之功，黄连清泻中焦湿热，炙甘草调和诸药。

十一、腰痛

患者罗某，男，53 岁。

主诉：腰骶部疼痛 1 月余。

现病史：患者近 1 月来诉腰骶部疼痛不适，遇寒则加重，无活动受限、恶心呕吐等，睡眠差，易惊醒，饮食尚可，大小便正常。

刻下症：腰骶部疼痛不适，遇寒则加重，睡眠差，易惊醒。

既往史：无特殊。

辅助检查：无。

中医诊断：痛痹，寒湿痹阻证。

治法：温经散寒，祛湿止痛。

治方：附子汤加减。附片 30 g（先煎），桂枝 15 g，白芍 30 g，川芎 15 g，茯苓 20 g，白术 20 g，细辛 10 g，杜仲 20 g，独活 20 g，甘草 10 g，川牛膝 15 g，木瓜 20 g，煅牡蛎 50 g，煅磁石 20 g，猪苓 10 g。5 剂，日 1 剂，日 3 次，水煎服，每次 150 mL。

二诊：服药后，患者腰骶部疼痛缓解明显，仍诉睡眠差，但已不易惊醒，故效不更方再服 3 剂。

按语：《伤寒论》载："少阴病，身体疼，手足寒，骨节痛，脉沉者，附子汤主之。"本案患者诊为痛痹，症见腰骶部疼痛，遇寒则加重。舌淡红、苔白厚腻，脉沉，符合寒湿痹阻证表现，方选附子汤加减。患者素体阳气不足，复感寒湿之邪，经脉气血运行不畅，故见腰骶部疼痛，遇寒加重。本方中附片辛甘大热，具有补火助阳、散寒止痛之功；茯苓、炒白术、猪苓健脾化湿；桂枝与白芍合用调和气血，且白芍可监附片之悍；川芎、杜仲、独活、木瓜相配补益肝肾、祛湿止痛；加用川牛膝活血通经；细辛增强附片散寒之功；本案中患者睡眠差、易惊醒，再加用牡蛎、磁石镇惊安神；甘草调和诸药。

十二、皮肤杂病

患者杨某，男。

主诉：全身皮肤灼热 1 个月。

现病史：近 1 个月来，无明显诱因出现全身皮肤灼热感，伴口干口苦，夜间睡眠差，饮食尚可，二便调。

刻下症：全身皮肤灼热，口干口苦，夜间睡眠差。

查体：舌质红，苔薄，脉细。

既往史：无。

辅助检查：无。

中医诊断：虚劳类病，阴虚证。

处方：知母 20 g，牡丹皮 20 g，桂枝 15 g，龙骨 20 g，牡蛎 30 g（包煎），赤芍 20 g，白芍 25 g，生地黄 20 g，银柴胡 20 g，黄精 20 g，山萸肉 20 g，菟丝子 20 g，枸杞 20 g，补骨脂 20 g。3 剂，日 1 剂，日 3 次，水煎服，每次 150 mL。

二诊：服药后，患者皮肤灼热程度有所减轻，仍诉睡眠差，考虑患者肝阴不足，故加用酸枣仁 30 g，以养肝、宁心安神。

按语：《素问·生气通天论》载："阴平阳秘，精神乃治。"本案诊为虚劳类病证，患者症见全身皮肤灼热感，口干口苦，舌质红，苔薄，脉细，符合阴虚表现，方选"桂枝加龙骨牡蛎汤"加减。患者为中老年男性，平素喜过食燥热之品，日久伤阴，阴虚致滋润作用减弱，脏腑官窍、形体组织失于润养，则见全身皮肤灼热及口干口苦，阴虚则宁静功能不足，阳气偏亢，则见失眠。本方中运用知母、牡丹皮、赤芍清热泻火，银柴胡清虚热，桂枝、白芍通阳固阴，龙骨、牡蛎宁心安神，生地黄、山萸肉、菟丝子、枸杞、补骨脂滋补肝肾，黄精益气健脾。

十三、湿证

患者黄某，女，54 岁，已回经。

主诉：双下肢困重疼痛 2 月余。

现病史：患者 2 个月前受凉后出现双下肢困重、疼痛，每因天气变化后加重，恶风，伴口干、口苦，气短、乏力，偶有头晕，精神欠佳，情绪低落不欲饮食，睡眠差，大小便未见明显异常。

刻下症：双下肢困重、疼痛，恶风，伴口干、口苦，气短、乏力，偶有头晕，精神欠佳，情绪低落不欲饮食，睡眠差。

体格检查：体型偏胖，舌淡红、苔白腻，脉弦紧。

既往史：无特殊。

辅助检查：血常规检查示中性粒细胞为 82.2%。

中医诊断：痹症，太阳证兼少阳证。

治法：散寒除湿、行气解郁。

治方：麻黄加术汤加小柴胡汤加减。麻黄 15 g，桂枝 15 g，苦杏仁 15 g，甘草 10 g，炒白术 15 g，北柴胡 15 g，黄芩 10 g，法半夏 15 g，党参 20 g，大枣 15 g，红芪 15 g，川芎 15 g，香附 15 g，薏苡仁 20 g。5 剂，日 1 剂，日 3 次，水煎服，每次 150 mL。

二诊：服药 5 剂后，双下肢困重、疼痛减轻，口干、口苦改善，但情绪仍低落，加用郁金 15 g、枳壳 15 g，以行气解郁。

按语：《金匮要略》载："湿家，身烦疼，可与麻黄加术汤，发其汗为宜，慎不可以火攻之。"本案患者诊为痹症，症见双下肢困重、疼痛，每因天气变化及劳累后加重，体型偏胖，舌淡红、苔白腻，脉弦紧，符合太阳证，方选麻黄加术汤主之。《伤寒论》载："少阳之为病，口苦，咽干，目眩也。"本案患者症见口干、口苦，气短、乏力，偶有头晕，精神欠佳，情绪低落不欲饮食，舌淡红、苔白腻，脉弦紧，符合少阳证，方选小柴胡汤主之。患者起病为初春时节，天气寒冷，外感寒邪侵袭肌腠经络，滞留于关节筋骨，故见双下肢困重、疼痛，恶风。《成方便读》载："方中用麻黄汤祛风以发表，即以白术除湿而固里，且麻黄汤内有白术，则虽发汗而不至多汗，而术得麻黄并可以行表里之湿，即两味足以治病。况又有桂枝和营达卫，助麻黄以发表；杏仁疏肺降气，导白术以宣中；更加甘草协和表里，使行者行，守者守，并行不悖。"患者因感受风邪，邪气内传少阳，经气不利，郁而化热，故见口干、口苦，因家中变故至情志内伤，故见气短、乏力，默默不欲饮食，故兼加小柴胡汤主之。

十四、血痹

患者杨某，女，43 岁，以"发作性面部麻木 1 天"就诊。

患者 1 天前受凉后出现右侧面部、肢体阵发性麻木，持续数秒不等，伴汗出，头昏、气短、乏力，无口角㖞斜、半身不遂、大小便失禁，无皮肤簇集性水疱等症状，否认外伤史。饮食、睡眠尚可，大小便正常，今为求系统治疗就诊于我院门诊。

中医四诊：得神，面色红润，体型丰腴，声音微弱，少气懒言，无异常气味，舌红，苔薄，舌下络脉青紫迂曲，左右寸浮细，迟脉沉紧，左关弦。

既往史：既往有“高血压病、2 型糖尿病、腔隙性脑梗死”病史。

辅助检查：磁共振成像（MRI，1.5 T）平扫示脑内未见明显异常，双侧上颌窦、筛窦慢性炎症。

中医诊断：血痹，气虚血瘀证。

西医诊断：疑似为糖尿病周围神经病变。2 型糖尿病、高血压Ⅲ级（极高危）。

治法：益气活血，调和营卫。

处方：黄芪桂枝五物汤加减。黄芪 30 g，桂枝 12 g，赤芍 15 g，白芍 30 g，大枣 10 g，炙甘草 10 g，威灵仙 15 g，路路通 15 g，舒筋草 15 g，伸筋草 15 g，防风 15 g，钩藤 15 g（后下），蝉蜕 3 g，三棱 15 g，莪术 15 g，土鳖虫 12 g，地龙 10 g，淫羊藿 15 g，川芎 15 g，当归 15 g。4 剂，日 1 剂，日 3 次，水煎服，餐后温服 150 mL。

二诊：4 剂后，上述诸症皆消。

按语：《血痹虚劳病脉证并治第六》载：“夫尊荣人，重因疲劳汗出，卧不时动摇，加被微风，遂得之”“血痹，阴阳俱微，寸口关上微，尺中小紧。外证身体不仁，如风痹状，黄芪桂枝五物汤主之”。故以黄芪益气为君，桂甘相伍，辛甘化阳，芍甘相伍，酸甘化阴，调和营卫，又以威灵仙、防风、钩藤等祛风，路路通、伸筋草、舒筋草通络以调“通道”，久病入络，又以蝉蜕、土鳖、地龙化瘀通络，三棱、莪术消除顽固瘀血，归、芎合二芍养血活血，体现“治风先治血，血行风自灭”之意，诸药合用，共达调和营卫气血、化瘀通络、祛风止痛之功。

十五、甘草泻心汤案

患者周某，女，30 岁，以“反复口腔溃疡 5 年”就诊。

刻下症：咽痛，口腔多发溃疡，受凉后加重，伴口干，微苦，畏寒肢冷，舌红，苔白腻，脉细数。

西医诊断：咽痛。

中医诊断：感冒，寒热错杂证。

治法：清热解毒。

处方：甘草泻心汤加减。甘草 30 g，黄芩 12 g，北柴胡 24 g，法半夏 15 g，大枣 10 g，党参 20 g，干姜 6 g，黄连 3 g，淡竹叶 15 g，木蝴蝶 15 g，金银花 15 g，连翘 12 g，板蓝根 15 g。2 剂，日 1 剂，日 3 次，水煎服，餐后温服 150 mL。

半年后二诊：患者诉口服 2 剂中药后，口腔溃疡、咽痛好转，近半年受凉感冒后均未发，近日因劳累、吹空调受凉后再发溃疡，再次来就诊，原方再予两剂后溃疡治愈。

按语：《金匮要略·百合狐惑阴阳毒病脉证治第三》载："狐惑之为病，状如伤寒，默默欲眠，目不得闭，卧起不安，蚀于喉为惑，蚀于阴为狐，不欲饮食，恶闻食臭，其面目乍赤、乍黑、乍白。蚀于上部则声喝[一作嗄]，甘草泻心汤主之。"方中甘草以补中益脾胃，使脾胃之气复职，既生化气血，又主持其功能。黄连、黄芩清热燥湿，使脾胃不为湿热所肆虐。半夏以宣畅中焦气机，使湿热之邪无内居之机。党参、大枣以补中益气，与甘草同用，以治病扶正祛邪，正气得复，不为邪虐，然则诸症罢，诸药相合，以达苦寒泻邪而不峻，温通而不散正气，甘药补而有序以和中固本；因合并外感，又以金银花、连翘、板蓝根清热解毒，木蝴蝶利咽，淡竹叶清心火。

十六、桂枝加龙骨牡蛎汤案

案 1：患者刘某，男，48 岁，公司管理，平素工作压力大，因"失眠 1 周"就诊。

刻下症：失眠，入睡困难，睡后易醒，醒时全身大汗，偶感心悸，舌红，苔薄，脉弦细。

中医诊断：失眠，营卫不和证。

治法：调和营卫。

处方：桂枝加龙骨牡蛎汤加减。桂枝 15 g，白芍 15 g，大枣 10 g，炙甘草 10 g，牡蛎 30 g（先煎），龙骨 30 g（先煎），首乌藤 30 g，合欢皮 30 g，盐益智仁 15 g，龙眼肉 10 g，茯神木 30 g，北柴胡 15 g，郁金 12 g，醋香附 15 g，紫石英 20 g（先煎），枳实 12 g，佛手 15 g，炒川楝子 6 g。5 剂，日 1 剂，日 3 次，水煎服，餐后温服 150 mL。

二诊：5 剂后，睡眠明显改善，无汗出、心悸，遂再予原方 5 剂以巩固疗效。

案 2：患者龚某，女，52 岁，离休人员，绝经 3 年，以“间断失眠 3 年”就诊。

刻下症：失眠，每日睡眠 2~4 小时，多梦，平素易怒，口干，头昏，手足皮肤瘙痒，五心烦热，舌红，苔薄，脉弦细。

中医诊断：失眠，营卫不和证。

治法：调和营卫。

处方：桂枝加龙骨牡蛎汤加减。桂枝 12 g，白芍 15 g，大枣 10 g，炙甘草 10 g，龙骨 30 g（先煎），牡蛎 30 g（先煎），紫石英 30 g（打碎先煎），首乌藤 30 g，柏子仁 30 g，制远志 15 g，茯神木 20 g，合欢花 15 g，熟地黄 20 g，川芎 12 g，当归 15 g，知母 12 g，炒酸枣仁 10 g（打碎先煎）。5 剂，日 1 剂，日 3 次，水煎服，餐后温服 150 mL。

二诊：5 剂后，每日睡眠明显改善，每日睡眠时间可达 6 小时，不易醒，醒后可立即入睡，心情舒畅，皮肤瘙痒明显减轻，原方再予 5 剂后愈。

案 3：罗某，男，55 岁，屠夫。

平素工作劳累，既往有“高血压病”病史，近 1 月出现遗精、滑精，阳痿、早泄，伴失眠、多梦，动辄汗出，舌胖大有齿痕，苔白腻，脉细。

中医诊断：遗精，肾虚不固。

治法：补肾温阳，收敛固涩。

处方：桂枝加龙骨牡蛎汤加减。炙甘草 12 g，白芍 15 g，桂枝 15 g，大枣 12 g，盐巴戟天 15 g，煅龙骨 30 g（先煎），煅牡蛎 30 g（先煎），桑螵蛸

12 g，山茱萸 15 g，杜仲 20 g，淫羊藿 30 g，五味子 12 g，盐菟丝子 15 g，锁阳 15 g，阳起石 20 g，枸杞子 15 g。5 剂，两日 1 剂，日 3 次，水煎服，餐后温服 150 mL。

二诊：5 剂后，患者无滑精、遗精，有早泄，睡眠明显改善，手足不温，调整为桂附地黄丸加减，处方如下：附片 12 g（先煎 1 小时），桂枝 15 g，肉桂 9 g，山药 30 g，山茱萸 15 g，盐泽泻 15 g，牡丹皮 12 g，茯苓 20 g，熟地黄 20 g，仙鹤草 30 g，肉苁蓉片 15 g，淫羊藿 30 g，盐巴戟天 20 g，阳起石 30 g，锁阳 20 g，盐韭菜子 30 g，五倍子 12 g，炒川楝子 12 g，蛇床子 15 g，黄柏 15 g，郁金 12 g，鹿茸 5 g（另煎）。5 剂，两日 1 剂，日 3 次，水煎服，餐后温服 150 mL。

三诊：上诉症状明显减轻，原方再予 5 剂巩固疗效。

按语：《金匮要略·血痹虚劳病脉证并治第六》载："夫失精家，少腹弦意，阴头寒，目眩，发落，脉极虚芤迟，为清谷，亡血失精，脉得诸芤动微紧，男子失精，女子梦交，桂枝龙骨牡蛎汤主之。"方中桂枝汤调和营卫，加龙骨、牡蛎潜镇摄纳，使阳能固摄，阴能内守，而达阴平阳秘，精不外泄之功。桂枝汤加入龙骨、牡蛎后，不仅仍具有温阳散寒，解肌发表，调和营卫之功，还能重镇安神，收敛固涩之功。前两医案用药睡眠不佳，后一医案用于遗精。临床上桂枝加龙骨牡蛎汤与黄连阿胶汤同可治疗心肾不交失眠。但桂枝加龙骨牡蛎汤主治心肾不固，阴阳失协，以阳虚不固心肾为主要矛盾方面，不仅可治疗心肾不固失精证，更可治疗心肾不固失眠证；而黄连阿胶汤主治心肾不交，水火失济，以阴虚不调心肾为主要矛盾。又桂枝加龙骨牡蛎汤主治病症为精气不固而妄动，黄连阿胶汤主治病症为神气失藏而躁动，此乃二方之别。桂枝加龙骨牡蛎汤与小建中汤同可治疗失精证，小建中汤所主病症是气血虚弱，脾不统摄，精气外泄，大多伴有心悸，少气，手足心热等证；而桂枝加龙骨牡蛎汤主治病机是心肾不固，阴阳不调，精气走失，大多伴有阴头寒，少腹弦急等证，一资别之。

中篇

名医医论传承与创新

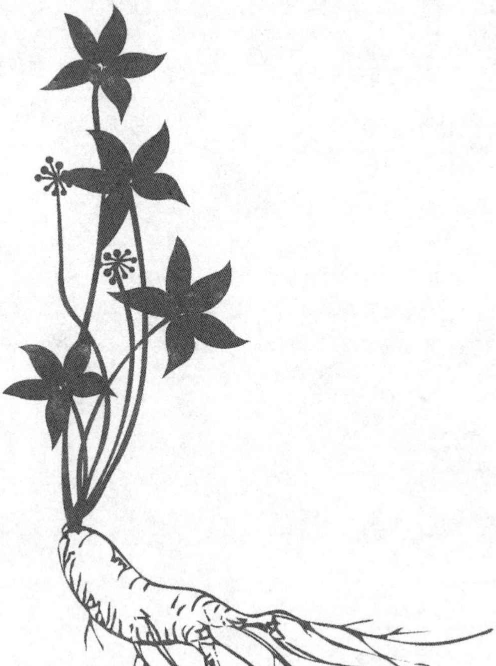

第六章
“中西医汇通学派”的历史源流

第一节　学派起源与发展

自两千多年前以来，《内经》《难经》等经典著作奠定了中医学理论基础。如今，中医学已经成为中华民族的文化瑰宝。在中医学的发展史上，有3个重要的历史节点：首个重要节点当属张仲景《伤寒杂病论》问世，他的辨证论治观念是中医学的核心理论。第二个关键节点是温病学派的创立，明清两代的温病学派将温病从伤寒范畴独立，突破《伤寒论》框架，创新发展《内经》理论并在临床上取得了十分显著的效果。第三个关键节点即是中西汇通学派的出现。

中西医汇通派，简称汇通派，是19世纪末在我国出现的一个医学流派。该学派受西方医学影响，试图融合中西两种医学。他们或以西医的解剖学、生理学等知识阐释中医古典医理，或以中医的有关论述印证西医的有关知识。

“汇通”是明末清初西学东渐所产生的特定概念，它最早出现于数学界和天文学界。《中国医学通史·近代卷》指出医学领域的中西汇（会）通最早源自1890年李鸿章为《万国药方》所作序言：“倘学者合中西之说而会其通，以造于至精极微之境，与医学岂曰小补！”其实，在西方医学传入之时，中西医汇通思想便已经悄然萌芽。

1582 年，意大利传教士利玛窦（1552—1610 年）来华，其著译有《西国记法》《几何原本》（与徐光启合译）等。《西国记法》中有神经解剖方面的介绍，影响较大的是关于脑功能的描述及“脑主记忆”学说：“记含有所，在脑囊；盖颅囟后，枕骨下。”“脑主记忆”学说突破传统“心藏神”“心主神明”，为一些开明的中国士大夫和医界人士所接受。

1597 年，意大利传教士龙华民（1559—1654 年）来华。其与罗雅谷、邓玉函合译《人身图说》。该书含有丰富的解剖学知识，包括人体的呼吸系统、消化系统、血液循环系统、神经系统、排泄系统、生殖系统及胎生学的知识，是人体解剖学传入中国最早的著作之一。

1606 年，意大利传教士熊三拔（1575—1620 年）来华，著有《泰西水法》《表度说》等。《泰西水法》含有西方医学常用药露的介绍，这与传统中医的制药方法大相径庭，给中医制药带来了新观点。该书还涵盖人体生理知识，包括饮食消化、排泄的生理知识、温泉疗法等。

在以传教为主的同时，西方传教士将西方的自然科学知识传入中国。这些知识在中国一些开明的士大夫和勇于接受新事物的医家中产生了积极影响。

第二节　代表医家及其贡献

明末著名的思想学家徐光启（1562—1633 年）翻译了很多西方自然科学方面的书籍，并主持编译了《崇祯历书》。1629 年，他在上书崇祯《礼部为奉旨修改历法开列事宜乞裁疏》中道：“万历间归化陪臣利玛窦等数辈，观光入觐，所携历法等书尤为精密，其所预推交食，时刻分秒，无不悉验……”1631 年，徐光启又进一步提出“臣等愚心以为欲求超胜，必须会通，会通之先，先须翻译”，成为公认的“中西文化会通第一人”。医家中最早进行中西医汇通实践的是方以智。除此之外，汇通早期的代表人物还有汪昂、王宏翰、赵学敏。

汪昂（1615-1695年），字讱庵，安徽休宁西门人氏，明末清初中医学家。汪昂自幼苦读经书，“经史百家，靡不殚究”，是县里的秀才。明朝末年，汪昂寄籍浙江丽水，期间曾多次参加科举考试，欲走仕途，但每每名落孙山。明朝灭亡后，随着汪昂年龄以及阅历的增长，他逐渐洞悉科举积弊而生厌弃，更因家国兴亡之慨，于清朝顺治初年，毅然弃儒学医，笃志方书，并以其毕生的精力从事医学理论研究并著书立说，其著有的大量医学科学普及书籍盛行于世，成为一代新安医学名家。在明代，西医“脑主记忆说”已传入中国，并被汪昂（在《本草备要》“辛夷”条下提道）引介吸纳。

王宏翰（1648—1700年），字惠原，号浩然子，松江华亭人。清初名医，天主教徒。先世本为华亭（今属上海市），后迁至姑苏（今江苏苏州）。初习儒，博通经史，天文地理，无所不精。适值西方医学传教士来华，王氏信仰天主教，且因母病，又攻读医学。常以儒家性理之说，结合西医之学，互参阐发。王氏较早期之中医汇通派医家，所著颇多，于医史、药物、临床等方面，均有著述。一方面，王宏翰所著《医学原始》兼采西医一些古代理论，提出了“太极元行说”和“命门元神说”；另一方面，采用西医胎生学说解释命门学说，是“提出比较成系统的中西医汇通理论的第一人”。

赵学敏（1719—1805年）所纂《本草纲目拾遗》是对李时珍药物学体系的重要补遗，共载药物921种，其中716种是《本草纲目》所未收载或记录不详者。书中将药物共分类为水、火、土、金、石、草、树、蔓藤植物、花、种子、蔬菜、器物、鸟、兽、甲壳动物及昆虫，系统总结18世纪中国药物学成就。赵学敏另一本重要著作为《串雅》，是与“铃医”即民间走方郎中合作，广泛收集整理民间医药经验与知识，于1759年问世，分为内、外篇。赵学敏认为，民间走方郎中的医术很神奇，疗效显著，且用药具有“简、便、廉、验”的特点。赵学敏在书中阐明治疗用药不一定要贵重，他极力批评庸医们的高昂收费，认为他们只会处方一些昂贵的补药，但其实不懂辨别药性。《串雅》一书记载了许多疗效显著的验方。

19世纪中叶后，中西汇通发展至体系化阶段，以唐容川、朱沛文、张锡纯、恽铁樵四大医家最具代表性。唐容川编著《中西汇通医经精义》，提出了

“折衷归于一是”的汇通口号。朱沛文著有《中西脏腑合纂》，提出了“通其可通，存其互异”的汇通方法。张锡纯著有《衷中参西录》，提出了“衷中参西”的临床理念。恽铁樵的著作颇丰并开办函授班，提出了中西医的不同在于文化的不同。

唐容川（1846—1897 年），清代医学家，名宗海，字容川，四川彭县人。经方家，中西医汇通早期代表人物之一。他著有《中西汇通医书五种》（1884），于血证的论治有独到之处；著《中西医汇通医经精义》2 卷（1892），认为西医长于“形迹”，中医长于“气化”。在内科的治疗方面，中医的优越性确为西医所不能及，主张“损益乎古今”“参酌乎中外”，并试图用西医解剖、生理等知识来印证中医理论，对此后中西医汇通思想影响较大。他重视气血说，著有《血证论》8 卷（1884），讨论了气血水火关系以及血证与脏腑、脉证死生、用药宜禁等问题；提倡止血、消瘀、宁血、补血四大治血证原则。另有《本草问答》2 卷（1893），议及本草学理论，比较中西药学之异同与短长。《金匮要略浅注补正》9 卷（1893）和《伤寒论浅注补正》7 卷（1893）则是对陈修园《金匮要略浅注》和《伤寒论浅注》两书的删补、正误，并合中西医之说而成。以上五书合称《中西医汇通医书五种》。唐宗海在维护中医，融合西学的同时，提出宋元以后的医学水平不如《伤寒论》以前的评判。

朱沛文，清代医家（19 世纪中叶），字少廉、绍溪。广东南海县（今佛山）人，是我国近代中西汇通四大家之一，撰有《华洋脏象约纂》，又名《中西脏腑图像合纂》。朱氏出身世医之家，自幼随父学医。父殁后家境清寒，了然无依，却酷嗜医书，在寄食朋友的困境中，尚挟卷自随，甚则坦卧吟哦，旁人白眼加之亦弗顾。早岁参加科举，为童生、秀才，深得广东督学使者汪柳门和徐花农赏识，曾奖书“绍业丹溪”以嘉勉，拨送广雅师院肄业，适该院无空缺，怅然而归，后专心致力于医学研究。曾广读古今中医书籍及当时翻译之西医书籍，并亲到西医院内观察尸体解剖。通过临证实践 20 年余，对中西医汇通提出见解，为我国近代中西医汇通派中有见解的代表人物之一。主要著作有《华洋赃象约纂》4 卷（1893 年），又名《中西脏腑图象合纂》，另著《华洋证治约纂》，已佚。

朱沛文治学强调读书与临证相结合，主张读书以“培其根底”，临证以“增其阅历”，提出学医要“溯医源、参证候、习方药、研脉法”。朱氏学识渊博，临证经验丰富，且勇于改新，倡中西汇通，于中医理论亦有发挥。

折衷中西，求同存异：朱氏生于清末又生长在岭南一带，正当西方医学在我国广为传播兴盛之地。他深受西医理论和方法的影响，对中西医都有一定的认识，且见解颇中肯。朱氏认为，中西医“各有是非，不能偏主，有宜从华者，有宜从洋者”。中医“精于穷理，而拙于格物”，但“信理太过，而或涉于虚”；西医“长于格物，而短于穷理”，但又“逐物大过，而或涉于固”，主张汇通中西以临床验证为标准求同存异。“应通其可通，而并存其互异”，如在“肝脏体用说”里，认为中西医对肝的作用有些认识是可通的，有些则不能通。比如《内经》认为，肝藏魂，肝主筋，肝藏筋膜之气。而西医认为，肝之用，主生胆汁而已。在肝生胆汁方面，中西医可通，其他则不通，应互存其异。对肝的位置，他认为中医历代书籍记载不一，肝在右则与西医暗合，至于《内经》的肝生左，肺藏右，是指肝气行左，肺气行右，不是指位置，较合理地解释了中医脏象学说与西医的解剖不尽相同的道理。早在100年前，朱氏就指出了中西医学方法论的不同。

在临床验证中，朱氏对中西汇通持慎重的科学态度，对一些西医未能解释，而中医却经无数临床验证的理论，都一一保留下来，通过临床例子说明他的正确性。如在“心脏体用说”里，关于心体大小、形状及血液循环等方面，肯定西说更为征实，但又认为“洋但以心主行血，而一切知觉运动，其功皆属之脑。故一切血病，华洋皆知治心，其一切神病，洋但知治脑，岂知心为藏神之舍、脑为运神之机。缘脑由肾所生，心与肾有表里交通之义，病则相连，故凡神病者，心肾兼疗为先”。他从生理病理关联的角度解释心肾与脑的密切关系，而从心肾治疗神病，确为临床实践所证实，有必要保存中说。朱氏不守门户偏见，沟通中西医理论，将临床验证作为是非取舍的准则。既不墨守中说，也不附会西说，其实事求是的科学态度，在当时是非常进步的。

实事求是，辨正古籍：朱氏博览群书，汇通中西医理，并经解剖验证发现了不少古人在论述脏腑上的疏漏，逐一指正。他对《难经》《医贯》《医林改错》等书中的错误均予以辨证，如他指出《医林改错》中王氏剖验死孩，见脉管已无血，误认脉管为气门，痰涎之出非由肺管，而咳喘病非属肺之谬。另指出，“勋臣剖验死孩，见脉管无血。故误指血脉管为气管、气门、卫总管；见回血管有血，故误指回血管为血管、营总管耳”。王氏认为，膈上为血府周身之血由此灌溉。朱氏为之辨证说：“此乃人死后之把心血，盖由回血管溢出，凝为膈上者也。若谓生人之血，存于膈上，势必洋溢流动，浸淫心肺，而气何以通耶。”朱氏对《医林改错》的不少辨证，基本正确。

对中医学说的创见：朱氏在研讨中医理论方面，也颇有特色和建树。如对命门的探讨，独辟蹊径，指出“命门者，性命呼吸之根，元阳升降之路，一如门径之阖辟”“真火者，先天元阳之气. 后天形骸之主，一如火焰之昌明。”又曰：“精宫者，藏精之府也，与先天元阳同生，而藏储后天之精汁。真阴者，即所藏之精汁也，资后天水谷以长，而还配先天元阳。”认为命门“位当会阴穴之里，乃坎离交际之乡，任督接脉之地”。命门中元气即真火，是先天无形之火，不仅有生理活动，而且具有物质性。但他不同意真火即相火说，认为所以称为真火者，是与后天之君火、相火相区别而言。至于精宫的部位，其所论实相当于男女生殖器，真阴则与性腺有关，但要靠后天水谷滋养。

朱氏认为，命门精宫之真阳真阴，是人身主宰，生命根本，生化之源。夫人之所以生既赖饮食之供养，又依赖阴阳二气之运行，真阴真阳之气每天按一定的时间节律升降循行人身，以鼓舞脏腑之枢机，灌溉脏腑之津液，发为生育之机，人之气力精神亦由此而出。他将真阳之气譬如走马灯之火，真阴之气譬如油，二者不可缺一。由此可见，他对命门、精宫，真阴、真阳等含义、位置、作用的认识较历代医学家颇有新见。其描述的真阴真阳对人体生育、成长及维持生命活动等重要生理功能和调节规律，与现代生理学有关神经体液调节功能似有暗合。朱氏在当时条件下，已能突破前人窠臼，大胆融汇中西医学的理论，发展、创新了中医学理论。

张锡纯（1860—1933 年），字寿甫，男，籍山东诸城，河北省盐山县人，中西医汇通学派的代表人物之一，近现代中国中医学界的医学泰斗。1916 年，在沈阳创办我国的第一间中医医院——立达中医院。1926 年，定居天津，设立

“中西汇通医社”。1933 年，创办国医函授学校，培养了不少中医人才。张锡纯治学虽多创论，然措辞婉转，鲜直斥前人之非，与同道多友善，不好贬人贵己，不好大言傲人。在中西医论争势若冰炭时，仍本其夙志，撰文论中西医理相通，言医界不宜作意气之争，人且以为系中庸之道。但张锡纯对误人致死的庸医却当面斥之为投井下石者，毫不留情。此虽激于义愤，亦可见其忠厚至诚，对患者极端负责。他处世为学以“志诚”为信条，书屋名“志诚堂”。衷中参西汇通中西医的思想使张锡纯找到全新的治学观点和方法。第一是抛弃崇古泥古、固步自封的观点，敢于创新，不全于故纸中求学问。从文献出发汇通中西医基本理论，并不足以解决当时的临床问题。这方面的与古为新主要得益于他的第二种观点和方法，即反对空谈，崇尚实验方法的观点。张锡纯虽无利用仪器进行实验室研究的条件，但他充分利用了自己长期临证实践的条件，尽一切可能通过切身体会去寻求知识。

张锡纯的实验精神突出表现在两个方面，一是对药物的切实研究，二是对临床的细致观察，以及详细可靠的病历记录。他认为，学医的“第一层功夫在识药性……仆学医时，凡药皆自尝试”。自我尝试仍不得真知时，则求助于他人之体会。为了研究小茴香是否有毒，他对厨师不耻下问。其他毒性药物如巴豆、硫黄，峻如甘遂、细辛、麻黄、花椒等，均验之于己，而后施之于人。对市药的真伪，博咨周访，亲自监制，务得其真而后已。因此，张锡纯用药之专，用量之重，为常人所不及。特别是他反复尝试总结出萸肉救脱，参芪利尿，白矾化痰热，赭石通肠结，三七消疮肿，水蛭散癥瘕，硫黄治虚寒下利，蜈蚣、蝎子定风消毒等，充分发扬了古人学说，扩大了中药效用。他对生石膏、山萸肉、生山药的研究，可谓前无古人。

《医学衷中参西录》全书逾百万言，学者多感百读不厌，关键在于其内容多为生动详细的实践记录和总结，而绝少凿空臆说。其中，张锡纯自拟方约 200 首，古人成方或民间验方亦约 200 首，重要医论百余处，涉及中西医基础和临床大部分内容，几乎无一方、一药、一法、一论不结合临床治验进行说明。重要方法所附医案多达数十例，重要论点在几十年临证和著述中反复探讨，反复印证，不断深化。因此，张锡纯被尊称为“医学实验派大师”。

张锡纯全书载案逾千，轻浅之病记载稍略，重病、久病或专示病案者，观察记载无不详细贴切，首尾完整。当时，国内西医病案及论文也多不及其著述资料详实。文中以中医立论者，必征诸实验；沟通中西者多发人深思。读其书者或不能尽服其理，但必不以为作者妄言欺人或故弄玄虚以凑篇幅。勤于实践，亲身体验，仔细观察，随时记录，不断整理提高，就是张锡纯的实验方法。

恽铁樵（1878—1935年），男，名树珏，别号冷风、焦木、黄山民，中医学家。1878年，出生于父亲恽磨照的任地福建省台州市。5岁丧父，11岁丧母，由同族亲戚携挈，与异母兄长回到祖籍、近代名中医的摇篮——江苏省武进区。早年从事编译工作，后弃文业医，专攻内科、儿科，尤擅儿科诊治。创办“铁樵中医函授学校”，致力于中医理论、临床研究和人才培养。著有《群经见智录》等24部著作，学术见解独到。竭力主张“西为中用”，对中医学术的发展产生了积极影响。

恽氏由于家道贫寒、兄嫂遇薄，更立志发奋、刻苦攻读，13岁就读于族中私塾，16岁即考中秀才，20岁全部读完了科举经典，为深入中医堂奥，开拓了畅通的渠道。由于乡风的熏陶，同时已涉猎了《温病条辨》等医学著作，粗通医道。在叔祖北山先生温热夹食，庸医妄投“小青龙”时，已能明辨是非，提出质疑。1903年，考入上海南洋公学，攻读英语，成为近代中医界精通旧学，又系统接受新学制教育的第一人，为吸取现代科学知识，发展中医奠定了基础。

作为先学文后攻医者，恽氏一生撰写了大量医学著作，计有《文苑集》《论医集》（以上第一辑）、《群经见智录》《伤寒论研究》《温病明理》《热病学》（以上第二辑）《生理新语》《脉学发微》《病理概论》《病理各论》（以上第三辑）、《临诊笔记》《临诊讲演录》《金匮翼方选按》《风劳臌病论》（以上第四辑）、《保赤新书》《妇科大略》《论药集》（以上第五辑）、《十二经穴病候撮要》《神经系病理治疗》《麟爪集》（以上第六辑）、《伤寒论辑义按》（以上第七辑）、《药庵医案》（以上第八辑）等，统名为《药庵医学丛书》。此外，恽氏在创办铁樵函授中医学校期间，还主持撰写了数十种函授讲义，如《内经要义选刊》《内经讲义》《伤寒论讲义》等。

恽氏非常注重理论结合实践，主张在继承前人学术思想的基础上，吸收新知识以补充、提高和发展中医药学。他认为，欲使中医学进步演进，必须“发皇古义”“融会新知”，取长补短，“吸取西医之长与之合化以新生中医”。他认为，中西两种医学各有长处，中医重视人体在整个大自然中随四时阴阳而发生的运动变化，而西医则于生理上重视解剖，于病理上重视局部病灶。两种医学之间应该相互沟通、取长补短。但同时亦强调“断不能使中医同化于西医，只能取西医学理补助中医，可以借助他山，不能援儒入墨”。恽氏从维护中医、发展中医的角度，倡导“中西汇通”学术思想，主张在保持中医主体地位的前提下借鉴现代医学成果。

恽氏所处时代正值中西文化交汇之际，业医者大多忽视理论学习而更侧重于具体方药的积累，致使中医学经典著作《内经》被束之高阁，少有问津。恽氏从维护中医学理论体系科学性的角度出发，通过剖析《内经》的理论实质，对构成中医学理论基础的阴阳、五行、六气等令人费解之处做了比较圆满的解释。他所提出的“四时五行”观点，把自然界四时的交替变化看作宇宙万物变化的支配力量，从而揭示《内经》的理论核心与自然界的运动变化规律一脉相承，即由四时的风寒暑湿化生出六气，由四时的生长收藏化生出五行，再由四时五行派生出五脏。故而，四时成为《内经》的基础，“《内经》之五脏非血肉之五脏，乃四时之五脏”。恽氏从方法论的角度揭示了中医学理论体系的精神实质，解释了中医学朴素辨证的认知思维。

恽氏在治疗用药方面，见解独到，今仅举痨瘵一病说明。他认为，一般初病咳嗽、吐血，不可称为痨病。必待初期症状已过，见潮热、掌热等证，方可称之为痨。对于痨病吐血的治疗，他主张对于因药误治或误补，以致伤风不醒而成痨者，以荆芥、防风、象贝、杏仁等疏泄风邪，以茜根炭、藕节等止血；若风邪郁肺化热者，可同时加入黄芩、款冬花等。《伤科补要》有载，对于因举重伤力，剧烈运动损伤肺络者，轻者以七厘散，重者以地鳖虫、紫金丹，没药、降香、乳香、松节、苏木、川乌、蝼蛄、自然铜、血竭、龙骨、糊丸、朱砂止血疗伤。对于盛怒伤气，肝胆之火上逆，阳络损伤而大吐血，或肺阴受灼，痰中夹血者，以花蕊石、童便为特效药，茜根炭、地榆炭、仙鹤草、五胆药墨、三七等为辅药。他认为痨瘵的治疗，用药不在乎多，而在方药合度，毋庸更张。

恽铁樵业医之际，正值国内中医、西医并存、论争之时。面对西医余云岫刊布《灵素商兑》引发的“中医不科学”质疑，他是当时中医学界第一位挺身而出迎接余云岫挑战者。受其影响，陆渊雷、吴汉仙、陆士谔、杨则民等亦纷纷著书立说，回应余云岫的挑战。在这场中西医学的论争当中，恽氏起到了至关重要的作用。

中西汇通学派的诞生，标志着中国传统医学与西方现代医学开始尝试交流与融合，具有划时代的意义。受西方医学理论的影响，汇通派的学者们积极寻求中西医之间的共通之处，试图在两种医学体系之间搭建起一座桥梁。他们通过对比和研究，发现中西医在某些方面确实存在相似之处。例如，西医的解剖学和生理学知识，与中医的古典医理在某些观点上能够相互印证，形成了一种独特的汇通思路。同时，汇通派学者们也尝试以中医的理论来解读西医的知识，为现代医学提供了新的视角和思路。

这种汇通中西医的做法，相较于全盘否定中国医药学的民族虚无主义和尊经泥古、拒绝接受任何新鲜事物的因循守旧思想，无疑是一种进步。它体现了医学界对于传统与现代、东方与西方之间的交流与融合的探索精神，为现代医学的发展注入了新的活力。

综上所述，中西医汇通派的出现和发展，是中国医学史上一次具有里程碑意义的事件。尽管在旧中国时期，汇通派的工作面临着诸多困难和挑战，但他们的努力和成果仍然为现代医学的发展做出了重要贡献。同时，他们的研究方法和思路也为后来的中西医汇通研究提供了宝贵的启示和借鉴。随着现代医学的不断进步和发展，相信中西医汇通将会在未来发挥更加重要的作用，为人类健康事业做出更大的贡献。

第七章 张锡纯学术思想

第一节　中西医汇通理论

张锡纯（1860—1933年），字寿甫，清末明初河北省盐山县人。幼敏而好学，攻读经史之余，兼习岐黄之书，后因两试秋闱不第，遂潜心医学。张锡纯不同于清末迂腐的读书人，他思想开明，早早就开始接触西医、西学。1904年，中国废除科举制，兴办新学，他在学校给学生们教授代数和几何，系统研习西学知识体系，由此萌生衷中参西的想法，并在治病过程中开始采用中西结合的诊疗方式。

19世纪中期的医学界，中西医俨然对峙，各分壁垒。一方面，崇尚维新者侈谈西学，视中医如草芥；另一方面，一些中医界的人顽固守旧，排斥西医学。在西方科学思想的大力冲击下，中医药受到质疑，甚至被否定。在这种背景下，张锡纯萌发了汇通中西医的思想，对传统中医学进行深刻反思的同时，将西方医学的理论与方法运用于中医学中，并开始撰写《医学衷中参西录》。

1909年，中国第一部中西医结合的专著《医学衷中参西录》横空出世，原书于1918—1931年6期刊行，大获赞誉，多次印行，张氏每次再版均有增删。1933年，张锡纯病逝，其子将其遗著《伤寒论讲义》作为第7期刊行。

1957年，传人献遗稿，编成《医学衷中参西录》第8期。

1918年，张锡纯受邀出任我国最早的中医院——奉天立达中医院的院长。在担任院长期间，张锡纯提倡中西医合作。他在西方医疗的管理模式下，引进西医诊疗仪器，积极开展中西医汇通工作，将中西医汇通思想付诸实践。当时，中国的医院都是西医医院，日本亦在奉天设立西式医院。但在张锡纯的带领下，奉天立达中医院治愈的人越来越多，医院的名气也越来越大。中医院的名声直接压过日本医院的风头，实证了中医诊疗体系的科学价值。

张氏勤于钻研，善于总结，平生著述甚多，后因天津洪水没其居，遗书荡尽，传世者仅《医学衷中参西录》一书。张氏一生深研经典，博采众长，师古不泥，衷中参西，独辟蹊径，勤于实践，力主贯通，他的中西医汇通思想和用药经验充分体现在《医学衷中参西录》之中。

第二节　临床实践特色

一、中西汇通，衷中参西

张锡纯勇于探索，开辟了在药理上汇通中西的途径，研制出大量新方剂。阿司匹林作为一种强有力的解热镇痛药物，在近代传入中国，按照中医思维，张锡纯将阿司匹林当作解表药使用。麻黄汤是传统的中医解表方，有很好的发汗作用。有一次，张锡纯给患者开麻黄汤发汗，但患者喝了以后还是没有出汗，于是他在麻黄汤的基础上，加用西药阿司匹林，开出了“麻黄阿司匹林汤”，在麻黄汤与阿司匹林的双重作用下，患者很快就汗出热退，获得了良好的临床效果。在治疗癫痫时，张锡纯将西药镇静剂与清火、涤痰、理气的中药相互配合使用。在治疗梦遗时，他又用溴化钾或水合氯醛来配合中药方剂，以增加中药镇脑安神的作用。

张锡纯是最早接受并使用西药的中医，他提出，“西医用药在局部，是重在病之标也；中医用药求原因，是重在病之本也。究之标本原宜兼顾”。在临证中，张锡纯从不固步自封，永远积极吸纳新的研究结果，是近代中医界中西药并用的第一人。

张氏在临床处方用药的过程中，深深体会到中药、西药各有所长，配伍应用不宜互相抵牾，而应相济为用，以增加疗效为目的。在理论上，他将中西医学加以结合，互相渗透，中西药并用，取长补短，使其更好地发挥临床疗效；在用药上，采用中药、西药并用的方法，以便提高临床疗效。他首创的“石膏与阿司匹林同用”，就是具有代表性的方剂之一，采用中药石膏，西药阿司匹林合用，治疗实热性关节肿痛，多有奇效。这些实践的创新，疗效的提高，中西药的使用，都是在衷中参西思想指导下进行的医学实验，有一定的科学性和实用性，对后世中西医结合有很大的启迪。如现代临床常用的维C银翘片、感冒胶囊等药品。这种中药、西药的结合应用，打破了中西医界限，融汇两者之长，从而大大提高了临床的治疗效果。这种中西医汇通的思想，具有前瞻性理论构建价值，其学术创新性与实践品格在近代医学转型期意义重大。

在生理、病理方面，张氏于《医学衷中参西录》中有许多沟通中西医学的新见解，如：“中医谓人之神明在心，西说谓人之神明在脑，及观《内经》，知中西之说皆涵盖其中也。”《素问·脉要精微论》中指出“头者精明之府”，说明神明之体在脑，所谓“心主神明”，只不过是言神明之用出于心。由此可见，中西之说虽然不同，但理可汇通。另如，张氏认为吐衄的原因是由于阳明胃腑气机上逆，胃中之血亦恒随之上逆。“其上逆之极，可将胃壁之膜排挤破裂，而成呕血之证；或循阳明之经络上行，而成衄血之证”，此即《素问·厥论》中所言“阳明厥逆衄呕血”。其论衄血治疗，主张不论“或虚或实，或凉或热，治之者，皆当以降胃之品为主”，并制平胃寒降汤、滋阴清降汤等，皆主以生赭石通降胃气，并辅以白芍、龙骨、牡蛎等养阴镇潜之品，提高疗效。

二、精研药性，创新发挥

中药的性能包括药物的性质及其功能，是中药药性理论的核心。四气五味、升降浮沉、有毒无毒等药性理论，是古代医学家在长期医疗实践的基础上，对药物多种治疗作用加以概括和总结而形成的。张锡纯毕生注重实践，讲究实效，在药物应用方面独具创见，对中药学的发展贡献卓著。他在《医学衷中参西录》一书中，用大篇幅讨论单味药的临床应用与配伍应用。

1. 喜用生药

张锡纯经过大量的临床实践，深入研究了多种药物的药性，提出中药生用，可以明显提高疗效。如石膏、代赭石、山药、山茱萸、赤石脂、乳香、没药、鸡内金、僵蚕、水蛭、桃仁等，均主张生用，并反复说明生用之理，认为石膏生用性凉，具有发表之性，退热功优，胜似金丹；若煅用服之即同鸩毒，误人性命。代赭石生用性重坠、凉镇，能降胃止血，又能生血不伤气分；若煅用既不能生血，又具开破之性，多用令人泄泻。山药性平，宜生用，煮之饮之，可以常服多服，益肾有神；山药不可炒用，炒用服之无效。鸡内金其性微温，能助消化，善化淤积，必须生用，方有效验，若炒熟鸡内金而用之则无效。张氏认为，"愚于诸药多喜生用，欲存其本性也""有如石膏，为硫氧氢钙化合，若煅之则硫氧氢皆飞去，其凉散之力顿失""山药宜用生者煮汁饮之，不可炒之，以其含蛋白质甚多，炒之则其蛋白质焦枯，服之无效"。

2. 以食代疗

张氏把多种食物用于临床，如山药、核桃、芝麻、鸡子黄、大葱、萝卜等。其中，山药最常用，因山药"色白入肺，味甘入脾，液浓益肾，能滋润血脉，固摄气化，强志育神"。他制订了许多以山药为主的方剂，如薯蓣鸡子黄粥治泄泻久；薯蓣半夏粥治胃气上逆之呕吐；珠玉二宝粥治脾肺阴亏之食少劳嗽；二宝粥治久痢等。除了内服方剂外，张氏还制订了一些外用方，如贴治肢体受凉疼痛的姜胶膏，治大便燥结的葱白熨法。其食疗用方更是灵活多变，不拘一格，有饮（汤）剂、酮剂、饼剂等。

张氏食疗用药，注重廉便有效，寻常易得，且喜单味重剂，取其力专效宏。其创制的一味薯蓣饮，即以一味山药煎汤代茶，用治明虚劳热，或嘴或嗽，或自汗，或心中怔忡，或小便不利、大便滑泄及一切阴分亏损之证。因"山药之性，能滋阴又能利湿，能滑润又能收涩"，故能补肺、肾、脾胃，然"宜用生者煮汁饮之，不可炒用，以其含蛋白质甚多，炒之则蛋白质焦枯，服之无效”。如其用治热病久伤气、或素虚之喘嗽等证的宁嗽定喘饮，即先将生山药煎水取汁，再将甘蔗自然汁、酸石榴自然汁、生鸡子黄调入而成。曾治七旬周叟，温病热退后仍气息微弱，咳嗽不愈，服本方“尽测而愈”。药用酸石榴皮者，若连皮捣烂煮汤饮之，“又善治大便滑泻，小便不禁，久痢不止，女子崩带，以其皮中之液最涩，故有种种诸效也”。

张氏常将药食制成小饼，让患者当作点心，随意服食，于不觉之中使病豁然。如其用白术、干姜、鸡内金、熟枣肉做成的益脾饼，用治脾胃温寒、饮食减少，长期泄泻者，“屡试此方，无不效验”。又如治老人气虚痰盛的期颐饼，用生芡实、生鸡内金收敛冲气、消食磨积，并用白砂糖、白面粉补益心脾、“使心肾相济，水火调和，而痰气自平矣”。又如其治一胃阳不足，肝气郁结所致饮食减少，时觉满闷者，用大枣、生姜、桂枝尖、炒熟麦面共制成小饼，让患者随意当点心服用，“尽剂而愈”。

张氏食疗所用剂型，除上述外，又如水晶桃，以味香可口的核桃仁，与柿箱饼同蒸，融化为一，凉后随意服之，用治肺肾两虚之咳嗽、喘逆等证，“且食之又甚适口，饥时可随便服之，故以治小儿尤佳也”。又如治一心脾血虚、怔忡不寐者，以一味龙眼肉蒸熟当点心，“食之至斤余，病遂除根”。

张氏制粥，善以山药为基质，或单味研末煮粥，或与他药共煮成粥。其认为“无论何物作粥，皆能留恋肠胃”，而“山药性本收涩，故煮粥食之，其效更捷也”。张氏用粥，一是取其“留恋肠胃之功”，用治泄泻、痢痰、肠滑不固者。如一妇人，泄泻数月不止，病势垂危，百药不效，力投以一味生山药煮食的薯黄粥，两日而愈，因山药之性收涩，且“汁本稠黏，若更以之作粥，则稠黏之力愈增，大有留恋肠胃之功也”；对于久泻肠滑不固者，则于前方中加入熟鸡子黄而成薯蓣鸡子黄粥，“盖鸡子黄，有固涩大肠之功、且较鸡子白，易消化也”。

3. 多用根类、籽实类药

其意在以其富浆汁之品，治脏腑之阴，应用次数最多的是山药。用生山药，取其汁液浓稠，色白味甘，能通而敛，滑而涩，阴中有阳。

4. 多用药对

张氏熟谙药性，创制新方，在七情和合方面，提出应对一些“药对”颇为注意。如人参、赭石的相配，有相辅相成之功。对元气大虚，喘急欲脱之证，“但用人参转有助气上升上弊，必与赭石并用，方能引气归原”“而上焦之逆气浮火，皆随之顺而下”。《医学衷中参西录》载：“设于逆气上干，填塞胸臆，或兼呕吐，其证之上盛下虚者，皆可参、赭并用以治之。”

（1）山萸肉-人参以扶正固脱：张锡纯治元气虚脱之证，常以大剂量山萸肉（轻则数钱，重则二三两）配人参而建奇功。他认为，“萸肉救脱之功，较参、术、芪更胜。盖萸肉之性，不独补肝也。凡人身阴阳气血将散者皆能敛之。故救脱之药，当以山萸肉为第一”。如他所创来复汤、镇摄汤、敦复汤、急救回阳丹等方，治疗虚脱危重之证，均用此药对以补气扶正，敛散固脱。

（2）白术-鸡内金以健脾消积：古有枳术丸，为消补兼施之名方，但该方枳实行气破滞有余而消坚化积不足。张锡纯师其意，创健脾化痰丸，以白术配鸡内金，一补一消，共奏健脾消积之功，并解释说：“白术为健补脾胃之主药，然土性壅滞，故白术多服久服，亦有壅滞之弊；有鸡内金之善消淤积者以佐之，则补益与宣通并用。俾中焦气化，壮旺流通，精液四布，清升浊降，痰之根柢蠲除矣。又此方不但治痰甚效，凡廉于饮食者，服之莫不饮食增多。且久服之，并可消融腹中一切积聚。”如他创资生汤，治劳瘵羸弱已甚，饮食减少，喘促咳嗽，身热，脉数虚及女子血枯经闭等症；又创资生通脉汤治室女月闭血枯，饮食减少，灼热咳嗽等症。

（3）柴胡-麦芽以调肝通滞：仲景治少阳阳明并病之有大便结硬者，以小柴胡汤和之，意在独取少阳，使枢机运转，三焦通畅，则大便可下。张锡纯治一患者，当怒动肝火之余感受伤寒，七八日间腹中胀满，大便燥结，前医投大承气，大便未通下，胁下转觉疼不可支，其脉左部沉弦有力，知系肝经气郁火盛，急用柴胡三钱，生麦芽一两，煎汤服后，至半点钟胁下已不觉疼，又迟一点余钟，大便即通下。大便下后，腹即不胀，而病霍然痊愈矣，此为张锡纯师仲景法又独出新意之处。他认为本证之大便不通与肝失疏泄有关，调其肝郁，即可以通行大便。至于用柴胡、生麦芽的配伍机理，他指出：“柴胡之调肝，在于升提，生麦芽之调肝，在于宣通，若因肝不舒但用柴胡以升提之，恐初服下时胁下之疼将益剧。惟柴胡之升提，与麦芽之宣通相济以成调肝气之功，则肝气之郁者自开，遏者自舒，而徐还其疏泄之常矣。”张锡纯所论，极有临床指导意义。在许多慢性肝病中，常因肝气郁结，疏泄失常而出现胁痛、纳呆、腹胀、便结等症，若投破滞通府之品攻伐之，则适得其反。笔者以柴胡、麦芽配入疏肝健脾方中，每获良效。

（4）山药-牛蒡子以滋肾清肺：张锡纯治脾、肺、肾三脏不足之喘咳吐衄，若偏于阴虚者，多用山药、牛蒡子以滋补脾肾，清宣肺热，如他所创沃雪汤，治脾、肺、肾阴分亏损，劳热喘咳之证，即以此药对为主，佐以柿饼，滋阴润燥，清肺降火，使补而不滞，宣而无伐，标本兼顾。此方药精而价廉，疗效独特，堪称治肺良方。

第八章

心系疾病辨证与用药规律

第一节　心律失常的中医辨证及用药规律

心律失常是指心脏电冲动的频率、节律、起源部位、传导速度或激动次序的异常。在病因上，其发生既受遗传因素影响，也与冠心病、心肌炎、甲亢、电解质紊乱及药物中毒等后天因素相关。在分类上，按心律失常发生部位可分为室上性与室性，按发生时心率的快慢可分为快速型和缓慢型。常见的心律失常包括房性早博、室性早博、房颤、室上性心动过速、窦性心动过缓、房室传导阻滞、病态窦房结综合征等。在临床表现上，许多患者可出现心慌、胸闷、心跳停搏感，或因心律失常致排心血量下降而出现乏力、头晕、汗出等伴随症状，部分患者可无明显症状，仅在行心电图等检查时发现。

现代医学治疗心律失常的主要手段包括药物和手术治疗。其中，药物治疗主要分为4类：钠通道阻滞剂、β受体阻滞剂、钾通道阻滞剂、钙通道阻滞剂等。但是药物治疗易使原有心律失常加重或诱发新的心律失常，引起房室传导阻滞、窦性停搏等，严重时可导致死亡。再者，缓慢型心律失常，如病态窦房结综合征存在缺乏有效药物治疗的困境，而植入型心律转复除颤器（implantable cardioverter defibrillator，ICD）、起搏器植入等手术费用高昂，给患者带来沉重的经济负担。鉴于此，部分患者转而寻求中医药治疗。手术治疗包括射频消融、冷冻球囊消融、起搏器植入、心律转复除颤器植入等。随着动态心电图、食管心电生理、心腔内电生理检查等诊查手段的进步，以及导管消融、起搏器植入、植入型心律转复除颤器和各类抗心律失常药物的广泛应用，近年来心律失常的诊疗已取得显著进展。然而，手术及药物治疗也存在一定局限性，如房颤导管消融术的并发症发生率可达 6.29%，且消融后有复发率，单次消融的晚期复发率为 11%~29%，重复消融也高达 7%~24%。

中医、中药参与的心律失常治疗主要干预方案有以下几个方面：①针对存在症状的心律失常患者，传统中医秉承“天人合一，以人为本”的观念，特别重视患者的自身症状，而不是单纯凭借心电图来制订治疗方案，患者通过治疗后也可以更好的检验治疗效果。现代医学研究也证实，无症状的单纯心律失常大多不需要临床干预。②针对致命性的恶性心律失常，如影响血流动力学的室速、室颤、室扑，现代医学有比中医更好、更高效的抢救方法，中医参与的心律失常治疗主要方向为慢性心律失常或者非致命性的心律失常，以改善预后和缓解症状为主要治疗目的。③中医对于经西医治疗效果不佳，或者患者本身拒绝手术治疗方案的患者，通过中医调理，一大部分患者可缓解症状，减轻心律失常，甚至可以通过治疗而免于射频消融等有创治疗方案。

一、中医治疗快速型心律失常

在病因上，心律失常与禀赋不足、体虚劳倦、外感六淫、内伤情志、饮食不节、药毒损害等相关。在病机上，一般认为该病多与实邪阻滞，扰乱心神，或气血阴阳亏虚，心神失养有关。快速型心律失常患者常有心悸、头晕症状，可归于传统中医“心悸”“眩晕”等疾病范畴。《诸病源候论》载：“悸者，动也，谓心下悸动也。”《灵枢·本神》载：“心怵惕。”

在快速型心律失常的治疗中，以治气、治血、镇静为主。临床实践表明，快速心律失常虚实证均可出现，君火过盛、痰瘀互结、阴虚火旺是快速型心律失常常见证型。但临床总体以虚证多见，《内经》和《伤寒杂病论》皆提出“因虚致悸”。心肝阴血亏虚，血不养心，日久阴虚生内热而扰动心神，出现心中悸动不安的也比较常见，宋代严用和《济生方》首次提出“怔忡”：“夫怔忡者，此心血不足也。盖心主于血，血乃心之主，心乃形之君，血富则心君自安矣。”《丹溪心法·惊悸怔忡》载：“人之所主者心，心之所养者血，心血一虚，神气不守，此惊悸之所肇端。”临证需详辨虚实，审证求因。

关于快速型心律失常的镇静安神原则，清代陈士铎《辨证录·惊悸门》载：“夫神魂不定而惊生，神魂不安而悸起，皆心肝二部之血虚也。血虚则神无所归，魂无所主。今用生血之剂，以大补其心肝，则心肝有血以相养，神魂何至有惊悸哉。”

在方药选择上，根据临床辨证选用合适的方剂再进行加减，比如君火旺盛者，选用泻心汤、黄连上清丸等；痰瘀互结者，选用血府逐瘀汤合瓜蒌薤白半夏汤等；阴血火旺者，选用天王补心丹等，酌情加用镇静安神药物，常用药物选用炒枣仁、柏子仁、丹参、黄精、玄参、苦参、珍珠母等药物。炒酸枣仁味酸甘，入心肝经，能养心阴、益肝血、安心神，为养心安神要药。尤善治心肝阴血亏虚，心失所养，神不守舍之心悸怔忡。柏子仁味甘质润，药性平和，主入心经，具有养心气，润肾燥，安魂定魄，益智安神之功效，多用于心阴不足，心血亏虚，心神失养所致心悸。《神农本草经》载：“主惊悸，安五脏……”二药在治疗心悸时常相须为用，以增强养肝血、补心血、安心神之功。

二、中医治疗缓慢型心律失常

缓慢型心律失常指有效心搏数低于每分钟60次的各种心律失常的总称，包括窦性心动过缓、窦房传导阻滞、病态窦房结综合征、房室传导阻滞、室内传导阻滞等。心率的减低和变时功能不全会引起脑、心、肾等器官供血不足，甚至导致血流动力学改变，患者临床表现为运动耐量下降、心慌、胸闷、乏力，严重者可出现黑蒙、短暂意识障碍、晕厥甚至死亡。

缓慢型心律失常属传统医学“胸痹”“迟脉证”范畴。从本病临床症状剖析，心慌、气短为心主血脉、藏神功能失常，脉迟、神疲、恶寒为病根在肾，命门火衰，一身阳气欠温。本病病位在心，其本在肾，尤其是肾阳对心气的激发、推动作用至关重要。因而，心肾阳气不足，不能温煦周身脏腑血脉，寒凝血脉，脉络不畅是本病的主要病机。治疗上以“复心阳，提心气”为基本法则，同时注意顾护心阴。

患者临床表现不尽相同，但大多脉象较为一致，主要表现为迟脉、缓脉，并常伴有结、代脉等，历代医家对此病因病机做了大量的探讨。《伤寒论辨脉法》载：“脉来缓，时一止复来者，名曰结。脉来数，时一止复来者，名曰促。脉阳盛则促，阴盛则结，此皆病脉。”《四言举要》载：“二损一败，病不可治，两息夺精，脉已无力”“迟脉主脏，阳气伏潜，有力为痛，无力虚寒”。《濒湖脉学》载：“缓脉营衰卫有余，或风或湿或脾虚”“迟来一息至惟三，阳不胜阴气血寒”。又载：“有力而迟为冷痛，迟而无力为虚寒。”可见缓脉主脾气虚、湿邪与风邪，而迟脉主寒。古代文献表明，本病病因病机繁多复杂，或惊扰、或虚劳、或汗后受邪、或气血阴阳两虚、或瘀血、或痰扰，或虚或实，或虚实夹杂。

常用的药物有附子、麻黄、细辛、黄芪等。附子大辛大热，归心、肾、脾经，为通行十二经纯阳之要药，外则达皮毛而除表寒，里则达下元而温痼冷，彻内彻外，凡三焦经络，诸脏诸腑，果有真寒，无不可治；细辛归肺、肾、心经，能祛寒邪，其“芳香最烈，故善开结气，宣泄郁滞”，二药相须相使，既温阳祛寒，兼可行滞通络，为治心肾阳虚，寒凝血滞之常用药对。虽附子、细辛均为有毒之品，但根据“异性毒力相制”的原理，二者配伍之后可减轻毒性。现代药理研究也证实了这点，若二者再配麻黄则为麻黄附子细辛汤。

人参甘温，大补元气，以生津液，而养心脉，是为君药。麦冬甘寒养阴清热，润养心肺而生津，用以为臣。人参、麦冬合用，则益气养阴之功益彰。五味子酸温，敛心安神，生津止渴，为佐药。三药合用，一补一润一敛，益气养阴，生津止渴，敛心安神，使气复津生，气充脉复，心方得安。故三药配伍尤宜用于气阴两虚型心律失常。

保元汤由人参、黄芪、甘草、肉桂四味药物构成。用之以人参、黄芪补元气，益心气，安心神，行血滞；甘草甘温益气，“通经脉，利血气”；肉桂辛温补火助阳，温通血脉，与补气药同用，以助气的化生。四药共筑补气助阳之功，尤适于阳气虚弱而以气虚证表现更显著型心律失常。

第二节　冠心病中西医结合诊疗策略

冠状动脉粥样硬化性心脏病简称冠心病（coronary artery heart disease, CHD），是由冠状动脉管腔狭窄或闭塞所致的缺血性心脏病。据推测，我国心血管病患者数约3亿，冠心病位居第二，高达1 100万，仅次于脑卒中。研究显示，冠心病引起的猝死是最常见的猝死类型，占猝死率的55.24%，严重危害着人类的健康。目前，冠心病的主要治疗方法有药物、介入和外科手术等，这些方法虽然取得了一定的疗效，但存在着康复时间长、并发症多的弊端。中医药以其低不良反应、风险小的特点受到了众多患者的青睐。冠心病属于中医“胸痹”范畴，其主要病机是心脉痹阻，或为实邪痹阻胸阳、阻滞心脉，或为阴阳亏损、脏腑虚衰，临证多为虚实夹杂，病机演变复杂。

《素问·举痛论篇》载：“寒气入经而稽迟，泣而不行，客于脉外则血少，客于脉中则气不通，故卒然而痛。”指出寒邪侵袭，损耗气血，气滞经脉是疼痛发生的重要病机。《古今医鉴》载：“心脾痛者，素有顽痰死血……种种不同。”明确了痰凝血瘀是胸痹的关键病机。李梴《医学入门》载：“虚痛……或误服攻耗心气药多者。”强调了气虚心痛的重要类型。临床上胸痹往往为本虚标实，虚实并见，气虚为本，痰凝血瘀为标，而气虚日久累及阴液，易致气阴两虚，且痰凝血瘀郁而化热者必伤津液，故往往易致气阴两虚，痰凝血瘀之证。因此，益气养阴与祛痰化瘀应当贯穿胸痹证治的始终。方中活血祛瘀的药物为丹参、川芎、赤芍、红花、郁金、当归，燥湿祛痰的药物为瓜蒌、薤白、茯苓，益气养阴的药物为党参、黄芪、麦冬、五味子、甘草，加桂枝温通心阳。

冠心病的基本病机是阳微阴弦，本质是本虚标实，其病位在心。《诸病源候论》指出：“心为诸脏主而藏神，其心经不可伤，伤而痛为真心痛。”但心与肺脾肝肾无不密切相关，四脏功能失调都会影响到心主血脉之功能，导致气血运行不畅，不通则痛的结局。《医门法律》载：“胸痛总因阳虚，故阴得乘之。”可见脏腑虚损尤以气虚阳虚为主。《金匮要略·胸痹短气病脉证治》载：“夫脉当取太过不及，阳微阴弦。”即胸痹提示其基本病机为本虚标实。《诸病源候论》载：“寒气客于五脏六腑，因虚而发，上冲胸间，则为胸痹。”综上，冠心病是以脏腑虚损，气血阴阳不足为本，以气滞、血瘀、痰浊和寒凝等有形之邪为标的本虚标实之证。

冠心病患者多发于中老年人，脏腑功能减退，如《内经》载：“年四十，而阴气半也……”年过四十之后，人体之气随着衰老进展，有自然耗乏之势，加之思虑、劳心过度，损伤心气；饮食劳倦伤脾，后天失养，气血生化不足；久病体虚，肾气亏乏。气虚则血行无力，心脉痹阻，导致血瘀的病理变化。肾属阴，居于下焦，心属阳，居于上焦，心火下降于肾使水不寒，肾水上及于心使心火不亢。若心火不能温暖肾水，则肾水不能上济于心，涵养心火，则阴阳失于互济、上下失于相固而心神不交，致使诸症丛生，易出现气阴两虚之证。此外，长期食用膏粱厚味、肥甘油腻的饮食，易使机体化火生热，耗气伤阴；情志不遂，五志过极皆能化火，火热内生而伤阴所谓劳心太过则伤阴；阴虚不能养心，心神失养，发为胸痛。

冠心病本虚标实，其标以痰饮、瘀血为主，并始终贯穿于冠心病的整个发展过程。痰饮是人体物质代谢失调而产生的病理产物，《内经》最早把痰饮列为胸痹的病因，张仲景在《金匮要略》中正式创制化痰行气的方药，如瓜蒌白半夏汤等；《太平圣惠方》中胸痹疼痛痰逆心膈不利方，既有瓜蒌薤白半夏汤方意，又加入生姜、枳实，增强温化痰浊之力。进入明清两代，更重视痰浊的病因，《杂病源流犀烛》载：“痰饮积于心包，其自病心。”《证治汇补》载：“气郁痰火，忧恚则发，心膈大痛，次走胸背。”血瘀是胸痹最根本的病理改变。《素问·调经论》载：“寒独留，则血凝泣，凝则脉不通。”《素问·调经论》载：“大怒则形气绝，而血菀于上，使人薄厥。”《素问·痹论》载：“心痹者，脉不通。”叶天士《临证指南医案》载：“初为气结在经，久则血伤入络。”在治疗络脉瘀滞方面，提出辛润通络法、辛温通络法、清络选通法、降气通络法、搜剔通络法。清代王清任所著《医林改错》系统构建了瘀血学说，是活血化瘀法的集大成之作。

对于冠心病病机简单，或患者体质较强，或瘀滞过甚者，通脉是改善心肌供血最为重要的手段，目的在于攻逐破滞，使心脉畅通。在活血药物选择上，若患者瘀血重但体质虚弱，多选用养血活血之品，如丹参“破宿血，生新血”，佐当归、川芎、赤芍、鸡血藤等养血而通经脉，活血不伤正；若患者体质尚强，多选用活血类药物包括川芎、红花、三七、牛膝、郁金、姜黄、益母草等。对于瘀血重而体质坚实者，慎用破血类药物，如大黄、三棱、莪术等。

冠心病瘀血患者常兼其他证候，如气虚、气滞、寒凝、痰阻、热结、脏腑虚损，应佐理气、温阳、清热、疏肝、和胃、理脾、温肾、育阴之品。此类患者多为在瘀血为主的证候基础上，出现失眠、心悸、纳差、倦怠乏力、口干喜饮、便秘、苔黄各种兼症。在活血化瘀的同时，加用珍珠母、酸枣仁、首乌藤改善失眠，党参、黄芪益气，香附、陈皮、焦三仙、厚朴、白术健脾消食，黄芩、黄连清热，北沙参、百合养阴，决明子缓解便秘，苦参治疗心律失常。

现代医学介入技术使冠心病支架治疗日趋普及，而中医药在术后并发症的治疗及其再发心绞痛的预防方面亦有较好的效果。术后患者常有心气不足、乏力、气虚表现。中医病机理论揭示，气虚则推动血液运行之气亏虚，血帅无力而致血流不畅，阻塞脉道而致瘀血证。气虚是本，瘀血是标，气虚是因，瘀血是果，应标本兼顾、气血同治。选用黄芪、党参等甘温益气之品以扶正培本，温壮元气为气血生化之源，脾旺则气充。白术健脾益气、活血通脉。加元胡粉活血化瘀、行气。

根据《素问·痹论》“心痹者，脉不通”的记载，医家在冠心病证治上都认为瘀血为患，采用活血化瘀的治法，也要强调治病要详审病机，辨别虚实标本主次，有针对性地治疗。活血化瘀研究已经有几十年的历史，尤其在心血管病治疗领域取得了突破性的进展，研制出了许多临床疗效肯定的成药。但这并不代表活血化瘀治疗适合所有的冠心病患者，应必须以辨证论治为前提。

第三节　心力衰竭的中医辨证及用药规律

现代医学中，心衰是冠心病、高血压等各种心血管疾病的终末阶段，也可见于其他系统疾病危重期，主要是由心排出量减少，周围组织灌注不足导致咳喘气短、肢体水肿、体力活动受限等心功能不全表现的一种综合征，常带来心脏结构改变、心脏舒张和收缩功能不全等危害。

现代医学对于心衰主要施以利尿、强心、扩血管、抑制心室重构、改善心室率等治疗方法。多数治疗方法虽有速效，但患者胸闷、心悸、气短、乏力等症状却极易反复，仍对公众身心健康、生活质量带来较大的危害。根据统计，慢性心力衰竭5年生存率仍不足50%，其致死率远高于肠癌、乳腺癌等多种癌症。同时，心衰患者的生存质量极差，可时感呼吸困难、乏力、身肿、焦虑等不适，常常需要反复住院治疗以稍缓症情的加重，而这种治疗几乎是终身性的。因此，心衰患者及其家属长期饱受着身心的折磨。我国心衰患病率呈持续升高的趋势，心衰患者的数量日益庞大，正严重威胁着人们的生命健康。因此，心衰的治疗是临床关注的重点。目前，西医对心衰的发病机理认识明确，临床上综合药物、器械、手术等多种治疗手段，在急性心力衰竭的治疗上具有显著优势，明显降低了心衰患者的心血管死亡风险。但西医的治疗大多着眼于局部，有着“头痛医头、脚痛医脚”的不足，患者的乏力、睡觉质量差、食欲欠佳等不适症状无法得到显著改善。同时，由于西医治疗方案中相对高昂的费用、部分无法耐受的药物副作用，致使部分患者难以持续承担长期治疗成本，转而寻求中医药的特色疗法。

“心衰”作为现代医学病名，其临床表现可归于“心悸”“喘证”“水肿”的中医范畴。结合文献，中医对“心痹”“心水”“心咳”“怔忡”“水肿”等病的相关论述中与现代心衰症状吻合。《金匮要略·水气病脉证并治第十四》载：“心水者，其身重而少气，不得卧，烦而燥，其人阴肿。”《景岳全书·论怔忡》载："怔忡之病，心胸筑筑振动，惶惶惕惕，无时得宁者是也。"传统医学重视整体观念，重视人与自然、人与社会环境的平衡统一，也重视人体自身各脏腑功能之间的协调统一，其辨证论治的特点使心衰在治疗上更加精细化、个体化。

一、心衰的中医辨证

《素问·痿论》曰："心主身之血脉。"心主血脉，心气推动血液在脉中运行，流注全身，发挥营养和滋润作用。心与脉直接相连，互相沟通，血液在心与脉中不停地流动，周而复始，循环往复，如环无端。心、脉、血三者共同组成一个循环于全身的系统，在这个系统中，心起着主导作用。因为只有心气才能推动血的运行，使血液流行。脉管搏动，全身的五脏六腑、形体官窍才能得到血液的濡养，以维持生命活动。若心气衰竭，则血行停止，心与脉的搏动亦消失，生命也随之终结。《医林改错》载："无气即虚，必不能达于血管，血管无气必停留而淤。"从西医角度看，气虚无以推动血行则血液淤滞，血液流速减慢，微循环障碍。明代刘纯《伤寒治例》载："气虚停饮，阳气内弱，心下空虚，正气内动而悸也。"明确地阐述了心气虚是心衰病机中不可或缺的因素。心气虚进一步发展则形成阳虚，心阳不足时，阳虚则寒，寒则血凝而不能流，形成心血瘀阻。《金匮要略》载："阳微阴弦，即胸痹而痛，所以然者，责其极虚也，今阳虚知在上焦，所以胸痹者，以其阴弦故也。"阳微阴弦，即阳虚邪盛。心衰多见于老年人，通常存在一定的病理基础，其发病的起始原因多为心气虚。

在血液运行过程中，既需要心气和心阳的推动作用，又需要心阳的温煦，使血液保持流动状态。当心阳不足时，阳虚则寒，寒则血凝而不能流畅，形成心血瘀阻。心阳与心气关系密切，心阳虚证多由心气虚发展而来，心阳虚是心气虚发展到严重阶段的表现，心气虚是心阳虚的早期表现；随着病情的发展，心阳虚的证候日渐显著，到心衰的终末期则以阳虚为突出表现，最终表现为阳气厥脱之危象。心气虚可无心阳虚的表现，而心阳虚者必兼心气虚。心阳虚衰者，往往整体机能衰退，尤其是脾胃的消化功能首先减退，从而进一步影响元气的化生，使病情变得复杂而难愈。

“气”与“血”的关系十分密切，“气为血之帅，血为气之母”。心主血脉，心气是维持血液正常运行的主导因素。《灵枢·经脉》载：“手少阴气绝则脉不通，脉不通则血不流。”明确指出心气虚导致血流淤滞。若心之阳气耗损，鼓动无力，则血行滞缓，血脉瘀阻，从而出现心衰。故心脏阳气亏虚是心衰之内因，是心衰发病及转归预后的决定因素。标实则由本虚发展而来，心衰的严重程度与心气心阳虚衰、淤血内停的严重程度密切相关。

二、心衰的中医用药规律

目前，国内尚无统一的标准对心衰进行辨证分型。基于病因病机、临床表现及病程演变过程，可将心衰分为：气虚血瘀型、气阴两虚型和阳虚水泛型三种。

气虚血瘀型心衰早期阶段，以心悸，气短，胸闷，无力，活动则加重，胁下结块，舌质口唇紫暗，脉细弱为主证。治以益气活血、行气利水之法。常用药物包括：人参、党参、黄芪、白术、茯苓、三七、丹参、北五加皮、半夏、车前子、干姜、桃仁、红花、川芎、炙甘草、肉桂、泽兰、葶苈子。人参、黄芪、炙甘草可补元气，桃仁、红花、三七、川芎可活血化瘀，生姜、肉桂、葶苈子温阳化气。现代药理研究表明，人参具有提高心肌收缩力的作用，与强心苷相似。黄芪有很强的强心、抗心律失常的效能，还能降压、扩管、抗血小板聚集。白术补气健脾，燥湿利水。川芎具有扩张冠脉、增加冠脉血流量、改善心肌缺氧状态的作用，能对抗心律失常、扩张外周血管，对微循环障碍有明显的改善作用。丹参有明显的抗血栓形成、抗动脉粥样硬化作用。

气阴两虚型心衰中期多由心气虚衰，血瘀迁延不愈，诸脏失濡养所致。临床以心悸怔忡，劳则加重，心烦不寐，失眠多梦，头晕健忘，倦怠懒言等为主证。治宜益气滋阴、活血安神，加用生津养阴之草药。常加用的草药有麦冬、炒酸枣仁、生地黄、制远志、酒黄精、玉竹等。现代药理研究发现，酸枣仁既能催眠、镇静、抗惊厥，又能抗心律失常、改善微循环，另外还有抗缺氧和增强免疫的作用；麦冬可增强左室舒缩功能，增强心肌收缩力，增加冠状动脉血流量，并改善心肌缺血状况；黄精可增加冠状动脉血流量，降低血压、血脂，减缓冠状动脉粥样硬化的程度。

阳虚水泛型心衰晚期阶段为心病日久、心肾阳虚所致。临床以心悸，眩晕，喘促不得平卧，有泡沫性痰，乏力，肢末厥冷，下肢水肿，大便稀溏，小便短赤，舌体肥大，舌质紫暗等为主证。治宜温阳化饮、强心通脉、益气定喘，在前两型用药的基础上加真武汤加减。方中温阳草药有附子、桂枝、淫羊藿等。现代药理研究发现，附子有增强心肌收缩力，改善心肌缺血，保护心肌的作用。桂枝有扩张血管作用，可明显增加冠脉循环，并对外周血管有扩张作用，可增强血液循环，有保护心肌缺血再灌注损伤的作用。淫羊藿能增加冠脉流量，有降低血管的外周阻力，抗心室颤动，有降压作用。

三、心衰的中西医结合治疗

心衰的现代医学治疗已形成基于循证医学的完整体系，药物治疗核心为指南导向的“新四联”方案，并积极引入维利西呱。中医治疗不应摒弃这些现代医学成果，且应深刻理解指南要义，即只要有药物使用的适应证就应尽早、全程、最大耐受剂量使用。同时，遵循规范的监测体系并适时调整。根据患者的临床情况，也可在严格把握手术指征的基础上建议患者进行手术治疗，包括心肌收缩力调节（CCM）、心脏再同步化治疗（CRT）、左室辅助装置等。

除根据辨证论治原则针对性使用药物外，近几十年来，中医界也开发了多种非药物治疗方案。中医非药物疗法涵盖范围广泛，其中，以针灸类、推拿类、导引类为主。针灸类主要包括毫针、电针、拟针、艾灸、穴位贴敷、穴位注射、穴位埋线、刮痧、拔罐、耳针、头针等。推拿类主要包括中医各种特殊的推拿手法。导引类包括太极拳、八段锦、五禽戏等运动疗法。针对身心障碍，还可采用心理治疗和音乐治疗等特殊非药物疗法。非药物疗法在经济效益、可接受性、安全性等方面优势显著。部分治疗方法患者在习得后可自主进行，不受就诊时间和地点的限制。放血疗法、熏浴法等也均在临床中被广泛运用。中医非药物疗法虽有针灸、推拿、心理、气功、音乐、放血、熏浴等不同治疗方式，但是均通过运行气血、连络脏腑、沟通表里、调节阴阳，使人体整体内部的气血有机运行，以维持人体的正常生理功能。故上述非药物疗法虽形式各异，但均可通过“平衡阴阳”“调和气血”起到“形神并调”的作用。中医的诊疗智慧体现在不拘泥于某种形式上，可根据患者的身心状态采用相对应的方法进行辨证论治。非药物治疗方法是身心疾病重要的治疗手段，有着丰富的内涵，其不仅具有明确的临床疗效，还具有不良反应、规避药物依赖、患者依从性高、价格便宜、操作简便等优势，既可与药物治疗合并使用也可单独使用。

第九章

心系疾病经典方剂与临床应用

第一节　芪附消肿汤的临床应用

“芪附消肿汤”系李芳琼主任基于三十余年的心衰诊疗经验总结而成。本方主治慢性心力衰竭属肺脾肾气虚、阳虚水泛证型，临床以喘促不得卧，咳嗽，冷汗，口干不饮，心悸，腹胀，纳差，手足冰冷，双足水肿，苔白，脉滑沉迟等为主要表现。慢性肾小球肾炎、甲状腺功能低下、慢性支气管炎、慢性肠炎、肠结核等属肺脾肾俱虚、水液代谢异常、水湿内停者也可使用本方治疗。

本方脱胎于《伤寒论》真武汤。真武汤以附子为君药，本品辛甘性热，用之温肾助阳，以化气行水，兼暖脾土，以温运水湿。臣以茯苓利水渗湿，使水邪从小便去；白术健脾燥湿，佐以生姜之温散，既助附子温阳散寒，又合茯苓、白术宣散水湿。白芍亦为佐药，其义有四：一者，利小便以行水气，《本经》言其能“利小便”，《名医别录》亦谓之“去水气，利膀胱”；二者，柔肝缓急以止腹痛；三者，敛阴舒筋以解筋肉瞤动；四者，可防止附子燥热伤阴，以利于久服缓治。

与真武汤相比，本方尤擅慢性疾病后期肺脾肾俱虚之证；肺气不足，则肺通调水道失施，卫气虚在外，营血不足在内，则咳嗽咳痰，时有冷汗，咳吐清稀涎沫，脾气虚则运化无权，中焦水饮聚集，无力上承则口干不饮，肾不纳气，则气短乏力，肺脾肾三脏俱虚，则水液代谢异常，则水饮泛滥，水肿尿少。

慢性心力衰竭是由多种心脏疾病发展到终末阶段，以肺循环和体循环淤血为主要特征的临床综合征，也是导致心血管疾病患者死亡的主要因素。据相关报道，慢性心力衰竭好发于70岁左右的老年人，以男性居多。随着现代人们生活水平的不断提高，人口老龄化不断加重，慢性心力衰竭的患者群体越来越广泛，其危害性已引起全世界的高度关注。随着中医的不断发展及人们思想的转变，其治疗理论和方法越来越受到国内外的认可，运用中医理论治疗慢性心力衰竭也取得了长足进步。与西医治疗相比，其改善患者的症状和长期预后的优越性日益凸显。

近几十年来，慢性心力衰竭患病率逐年增高。据资料统计，全国的慢性心力衰竭患者高达450万余人。罹患本病的患者人数众多，其病程缠绵难愈、反复发作，治疗费用昂贵，现行西药治疗方案虽能短期改善症状，但长期应用存在不良反应累积风险。基于心肾阳虚为本、肺肝脾血瘀为标的中医病机认知，以“急则治其标，缓则治其本”辨证施治在平衡疗效与安全性方面优势显著。

方中重用黄芪。黄芪味甘，微温，归脾、肺经，补气升阳，利水消肿。附子味辛、性热，补元阳，激发五脏六腑之机能，二者共为君药；臣药红参功在补气，药力强大。既善大补元气而为救脱要药，又善补脾肺之气而生津、安神。桂枝味甘辛、性温，宣通阳气，化气行水；泽泻甘淡，直达肾与膀胱，利水渗湿，佐以车前子、茯苓、猪苓之淡渗，增强其利水渗湿之力。全方配伍要点在于益气温阳救逆，同时兼顾脾肺，利水渗湿，符合慢性心力衰竭临床多阳虚、多气虚的特点。因此，本方治疗慢性心力衰竭肺脾肾三脏俱虚患者，屡获良效。

第二节　痰瘀互结型胸痹经验举隅

冠心病严重威胁人类健康，属于临床常见病、多发病。李方琼主任认为，胸痹的重要病理因素是痰浊、血瘀，痰瘀互结作为引发胸痹病的重要机制，值得我们进一步深入探讨。本节将总结李芳琼主任对痰瘀互结病机的认识及用药经验，以期为胸痹的中医临床诊疗提供思路。

李芳琼主任从事中医临床工作三十余年，治学严谨，精勤不倦，长期致力于中西医结合治疗心血管疾病的研究。随着人们生活方式的变化，生活水平的提高，饮食结构的改变，冠心病（尤其是痰瘀互结型胸痹）发病趋势逐年增高。现代流行病学研究证明，痰瘀互结是当代冠心病的基本病机并贯穿病程始终。传统胸痹以寒凝心脉为主的治疗思路，导致冠心病痰瘀互结的辨证和诊断可能存在不准确或延误等问题，从而影响治疗效果。

研究表明，痰瘀互结型冠心病发病时往往是痰浊和瘀血共同作用的结果。李芳琼主任在胸痹（尤其是痰瘀互结证）的诊疗中成效显著。本节拟总结出李芳琼主任关于痰瘀互结型胸痹的病因病机与用药规律。

一、现代的饮食习惯和生活方式致痰瘀互结证患者日益增多

痰瘀互结，作为中医理论体系中一个独特而重要的概念，它揭示了人体内痰与瘀两种病理产物相互交织、互为因果的复杂关系。痰，通常指的是体内水液代谢失常所形成的病理产物，其性质黏滞，流动性差，易阻塞气机，影响脏腑功能。瘀，则是指血液运行不畅，停滞成块，多因气滞、血寒、血虚等因素所致。在中医看来，痰与瘀往往相互影响，痰能阻气，气滞则血瘀；血瘀则气机不畅，又易生痰。这种痰瘀互结的状态，不仅会导致局部气血运行不畅，还可能引发全身性的病理变化。

《素问·藏气法时论》载：“药毒攻邪，五谷为养，五果为助，五畜为益，五菜为充，气味合而服之，以补精益气。”《论语·乡党》载：“肉虽多，不使

胜食气。”《本草纲目》载：“五菜为充，所以辅佐谷气，疏通壅滞也。”即日常膳食应以植物性食物为主，肉类菜肴再多，亦不可食肉超过食谷、食菜。又载：“色恶，不食。臭恶，不食。”中国在相当长的历史时期内，饮食结构中肉类蛋白质占比偏低。新中国成立后，特别是改革开放以后，随着人民生活水平显著提升，食物结构有了很大改变，肉蛋奶需求持续攀升。虽然，当前我国居民平均肉蛋奶消费量偏低，但不可否认，随着现代人生活水平的提高，生活方式的剧变，社会疾病的性质也悄然发生着变化。肥甘厚味在日常膳食占比增加、工作生活压力的加剧、日常机体运动的缺乏均使得痰湿证成为现代社会最常见的中医证型之一。

嗜食辛甘厚味，不避生冷烟酒，日久中土运化不畅，脾失健运，或精神压力大，情志失调，气郁化火，肝失疏泄，克伤脾土，脾运失常，水湿内生，湿郁化热，成毒成痰，痰热相搏，阻滞肌肤，蕴酿成痈，痰凝气滞，气血瘀阻，毛窍闭塞，渐成难散之结。

《素问·经脉别论篇》载：“食气入胃，浊气归心，淫精于脉。”王冰注言：“浊气，谷气也。”饮食水谷入胃，经脾运化形成水谷精微，再由脾气转输至其他脏腑，其中主要包括对心的输布。水谷精微本可养心并促心生血，但饱食、过食、暴食会加重脾的运化负担，使得清浊难分，除谷气外的浊气一并入心，浊者为阴，异而相衰，损耗心阳。学者认为，冠心病的发病基础在于“浊气归心”，心脉受损，浊气停聚，胶着脉道，日久则痰瘀互结，痹阻心脉，故临床以通阳宣痹、破痰逐瘀之法治疗此证。此外，饱食是诱发心源性猝死的原因之一，也是痰瘀互结型冠心病的诱因之一。长期高脂饮食，体内脂肪堆积，血脂升高，血液黏稠度增加，加速血管壁斑块破裂，进而引发本病。因此，饮食失宜，脾失运化，心阳受扰，从而化生痰瘀致病，而过食肥甘亦可通过促进痰瘀内生，增加冠心病的发生风险。

二、痰和瘀的关系

《灵枢·百病始生》载：“积之始生，得寒乃生，厥乃成积。”邪气逐渐入里，是邪盛正退的过程，根本原因在于正气亏虚、脏腑功能不足，无力化解邪实。痰瘀多稠厚、流动性差，若机体正气亏虚、推动无力则易留聚；寒湿为阴邪，易伤阳耗气，且湿性重着、非温不化、非气不行。寒湿之邪同气相求，常相合为患，损伤脏腑气血，致津停血阻，而生痰湿瘀浊。李芳琼主任在继承前贤理论的基础上，又立新意，提出痰瘀两者既是同源又可互化。津凝为痰，血滞为瘀，既然津血同源则痰浊与瘀血有其必然内在的相关性，故而痰瘀常凝结积聚阻滞脉道，进而导致络脉气血运行的功能失常。在痰浊、瘀血、络脉三者交互作用下，演变为痰瘀互结、络脉瘀阻，甚则壅塞不通，影响络中气血的输布环流，导致络脉运行气血的功能失常。

三、痰瘀互结证用药经验

笔者收集整理了李芳琼主任 2009—2023 年胸痹痰瘀互结证型的门诊病例。通过对临床常用方、常用中药使用频率及分类、临床用药加减进行分析，共纳入处方 243 张，涉及常用药 102 种。冠心病痰瘀互结证常用中药使用频次由高到低排列依次前 10 位分别为：法半夏、丹参、瓜蒌、川芎、薤白、甘草、茯苓、红花、陈皮、赤芍和当归。根据中药的功效及分类，使用频次较多的药物依次排名化瘀药、化痰药、理气药、补虚药。

李芳琼主任认为，痰瘀互结证的治疗原则就是痰瘀共治。因此，常用化痰类方剂有：瓜蒌薤白半夏汤、黄连温胆汤、二陈汤、涤痰汤等。化瘀类方剂有血府逐瘀汤、丹参饮、桃红四物汤、抵挡汤等。

李芳琼主任基于冠心病总结出“久病多虚，久病多瘀，久病入络”的特点，认为“虚、痰、瘀”这三大病理因素几乎贯穿本病治疗的始终。病机上，以正虚为本、痰瘀之标。治疗上，在活血化痰的同时，特别重视调益脾肾，固护先后天之本。用药方面多加用补益药、理气药以纠本虚标实之偏。常用药物包括党参、黄芪、陈皮、香附、桂枝、玄参等。

四、病案举例

患者林某，男，63 岁，2023 年 4 月 13 日初诊。

3 年前即感心前区闷痛，经冠脉造影明确诊断为冠心病，近期发现高脂血症。

现症：心痛彻背，胸闷气短，头晕头昏，心慌心跳，烦躁失眠，其人体态肥胖，活动或进餐后加重，饱餐后前胸、后背连及胃脘部胀闷疼痛，恶心，纳呆，寐可，大便溏，小便常。舌淡红，苔白腻，脉沉缓而涩。

中医辨证：舌体胖嫩，脉弱、气短、食少、乏力，为元气衰弱之征。患者因年老体弱，元气虚衰，脾胃运化失职，升降失常，致气滞血瘀，痰浊内停，痹阻心脉。

治则：培补中焦之外，加以活血化瘀、祛痰通络，虚实同治。

处方：党参 9 g，丹参 20 g，川芎 15 g，赤芍 15 g，瓜蒌 20 g，薤白 15 g，厚朴 15 g，半夏 15 g，当归 9 g，玄参 9 g，茯苓 20 g，远志 10 g，甘草 3 g。日 1 剂，水煎 400 mL，早晚分服。

二诊：服用上方 10 剂，未觉心痛，水肿渐消，精神转佳，睡眠稳定，饮食改善，仍气短，便溏，加白术 15 g。10 剂，水煎服。

三诊：服上方 10 剂后好转，诸症状消失。自觉心情舒畅，脉象亦稍转有力，睡眠安稳，心痛一直未发。

第十章 心系疾病中医诊疗的现代创新

第一节 基于“一气周流”论治胸痹

中医药在胸痹的治疗中积累了丰富的经验，而“一气周流”理论为其提供了新的治疗思路。本节从“一气周流”的学术内涵出发，分析了胸痹的病机，主要包括阳虚毒聚、血脉痹阻及枢机不利、木郁土败等因素。据此，提出了阳虚宜温、活血化瘀、疏肝理气等治疗策略。通过列举医案一则，证明采用“一气周流”理论治疗胸痹，可以有效缓解症状，提高疗效，为中医治疗胸痹提供了新的理论依据和临床指导。

胸痹是一种以膻中或左胸部发作性疼痛、憋闷为特点的疾病，症状轻者偶有短暂轻微隐痛或沉闷感，症状重者常感胸部压榨性绞痛。胸痹相当于西医中的冠状动脉粥样硬化性心脏病（冠心病）心绞痛，肺栓塞、胸膜炎、肋间神经痛等胸痹症状者也可参照本病治疗。冠心病为全球最常见的单一死亡疾病。西医主要采用降低心室容积，减轻室壁张力，减少静脉回心血量，改善血液微循环的方式，降低心肌耗氧量，最终实现降低心绞痛发生率的目的。但该方法仍存在总有效率不高、病情易反复发作、临床症状与心电图状况改善不明显等不足。中医学认为，胸痹病位在心，多以气虚为本，血瘀或兼有痰饮为标，呈现本虚标实特点，因此其治疗常以补虚泻实、祛邪扶正为法。“一气周流”以人体法象天地，取天地之气“如环无端、周流不息”之意，强调人体气机畅通的重要性。

一、“一气周流”理论及其学术内涵

黄元御“一气周流”学术思想见于《四圣心源·卷一·天人解》，认为天地间有一股无形之气，不断升降浮沉，故有阴阳五行之变化。“一气”的根本是阴阳，“一气周流”理论强调的是阴阳二气上下环抱，互根互用，不可孤立存在。黄元御将自然界五运六气之变化引入人体内在之脏腑，以人体法象天地构建理论模型，并以气的升降浮沉阐述脏腑气化特点，即“左路木火升发，右路金水敛降，中土之气斡旋”。这种循环路径可概括为“中气升降，合和四象”。黄元御以祖气为生命诞生之初人身之太极。而祖气内含阴阳，阴阳升降之枢纽，即为中气。中气存在于清浊之间，是为土，在人体为脾胃；四象即阴阳之升降，分而言之，在自然界为春夏秋冬，在人体则成肝心肺肾。中气左旋，则为己土脾；中气右转，则为戊土胃。己土左侧上行，阴升而化阳则为积温为肝，升于上则为化火为心；戊土右侧下行，阳降而化阴则为肺，降于下则为肾。中气兴则脾土左旋而生发、利血，胃土右转敛降行、主气之化；中气或失运或虚弱均能使土不运而气机滞，使得左不能升，水木下陷，右不能降，火金上逆，诸脏皆病。

二、基于“一气周流”理论探讨胸痹之病机

“胸痹”最早见于《内经》，病机、治法历代医家也多有论述。如张仲景在《金匮要略》将其概括为“阳微阴弦”，以辛温通阳或温补阳气为治疗大法创制的瓜蒌薤白半夏汤、瓜蒌薤白白酒汤、人参汤等方剂至今仍被广泛运用；王清任、唐容川等则以活血理气止痛论治胸痹，运用血府逐瘀汤、归芎失笑散等治疗。黄元御“一气周流”理论则从人体气机运转出发，认为人体气机升降有序，则能使坎离交媾、龙虎回环，确保火下炎而水上润，木直升而金从降，从而百病不生。一旦气机升降失序，则阴阳失衡，百病丛生。

（一）阳虚毒聚、血脉痹阻

阳虚毒聚和血脉痹阻是导致胸痹的主要因素，根据“一气周流”理论，阳虚毒聚是指心阳虚衰，毒邪聚结在心。心被视为人体阳气的主要官脏，具有温煦的功能。心主阳气，阳气的温化作用对于五脏六腑的生发、腐熟、温煦等功能至关重要。这些病变物质聚集在心脏，影响了心脏的正常功能，诱发胸痹。血脉痹阻是指心脏的血液循环发生障碍，导致胸痹的病机情况。心主身之血脉，心脏的正常功能对全身的血脉运行具有至关重要的作用。根据“一气周流”理论，心阳充盛可以使脉络疏通畅达，保证血液的正常循环。如果心脏气血不足，血液循环推动力量减弱，就会导致心血瘀阻、血脉痹阻的病理现象，从而发生胸痹。

《四圣心源》载：“枢轴运动，清气左旋，升而化火，浊气右转，降而化水。”即心对应五行为在上之火，火主温煦即心主阳气。《内经》载：“阳气者若天与日，失其所则折寿而不彰，故天运当以日光明。”张景岳言：“天之大宝，只此一丸红日，人之大宝，只此一息真阳。”《血证论》亦有“心为火脏，烛照万物”的论述，充分说明了心脏在人体的重要性，具体而言如肝木之生发，脾胃之腐熟运化，肾阳之温煦蒸腾，均依赖于心阳的温化作用。心阳衰弱，无法有效地温化水谷，使得水谷无法化为精微，而形成病理性的痰饮等病变物质。一旦心阳失于温化，运化失司，水谷不能化为精微而为痰饮等病理产物，成为胸痹发病之邪毒；肾阳温煦不足，寒水上犯，窜入于心，则火衰神去，片刻无救。除此之外，心亦主全身之血脉。《素问·痿论》即有“心主身之血脉”之论述，黄元御在此基础上进一步提出“脉络者，心火之所生也，心气盛则脉络疏通而条达”，一旦心之气血不足，血液循环推动力量衰减，则心血瘀阻、血脉阻滞，导致心悸、胸闷，甚至胸痹的发生。故不论心阳虚衰或是血脉痹阻，二者均能致使邪毒聚结，痹阻心脉从而发为本病。因此，阳虚毒聚、血脉痹阻当为胸痹之病机。

（二）枢机不利、木郁土败

情志失调所致的气机阻滞及其所致的脾胃虚弱是胸痹发生与发展的重要因素。肝主输泄，喜调达而恶抑郁。《读医随笔》载：“凡脏腑十二经之气化，皆必藉肝胆之气化以鼓舞之，始能调畅而不病。”一旦肝气郁滞，致使“轮枢莫运，升降失职，喜怒不生，悲恐弗作”，人体一气周流就会被打破。肝气与心气相通，肝气滞则心气涩，从而发为心痛，此即《杂病源流犀烛》记载的“喜之气能散外，余皆足令心气郁结而为痛也”。此外，肝气郁结，亦能横逆犯脾。黄元御指出：“木以发达为性，已土湿陷，抑遏乙木发达之气，生意不遂，故郁怒而克脾土。”脾土被伤，人体四象轮转、阴阳浮沉即被破坏，从而导致津液、气血运行失常。“血统于肝，凡脏腑经络之血，皆肝血之所流注也”，肝气郁久化火，灼血炼津成痰；脾土被伤，津液运行失常，输布不利亦潴留而成痰。气滞痰浊日久痹阻心脉，发为胸痹。治疗上，针对阳虚毒聚可以采用补益心阳、祛邪毒的中药治疗，以恢复心阳的功能；而针对血脉痹阻可以采用活血化瘀的方法，以促进血液循环的畅通。具体的治疗方案应根据患者的个体情况进行调整。

三、基于“一气周流”探讨胸痹治疗

（一）阳虚宜温

黄元御指出“阳盛于上而生于下，水中之气，是曰阳根。阳气长养，爰生木火，而木火之生长，全赖脾土之升”，故针对胸痹阳虚证患者，温心阳当不离温脾肾之阳。脾肾阳足，则心阳自足。脾土不升，温气颓败，阳无生化之原；肾水不温，则水寒而伤火。阳虚证是指人体阳气不足的一种证候，具体表现为身体感觉寒冷、四肢乏力、精神不振等。脾肾对于人体阳气的生长和调节作用非常重要，因此治疗阳虚证也需要从脾肾入手，促进阳气的生长并加强体内的温热功能，从而达到治疗目的。针对阳虚胸痹等病症的治疗，黄氏提出了温心阳不离温脾肾的治疗原则。这意味着在治疗阳虚证时，需要通过温热脾肾来达到温暖阳气的目的。脾肾阳气旺盛，自然也会增强心阳的功能。天魂汤是一种常用于治疗阳虚证的方剂。该方以干姜、附子、人参、桂枝、甘草、茯苓等温热中药为主，旨在提高脾肾阳气，改善阳虚胸痹等症状。干姜辛温，温暖脾肾，促进阳气生长，提升脾胃的消化功能，增强体内营养水平，同时增加心血管系统的血液流量，促进血液循环。附子温肾壮阳，具有提高身体温度、改善寒冷症状的作用，同时促进血液循环，提高心脏的血液供应，增强心脏功能。人参和桂枝也是温热中药，补益心阳，助阳气生长。人参能增强免疫力，提高抗病能力，桂枝则促进气血循环，增加心脏血液供应，使心脏更加健康。甘草、茯苓主要发挥泻湿作用，帮助脾肾排出体内多余的水分，恢复体内阳气平衡。天魂汤通过干姜、附子等药的温阳散寒作用，以及人参、桂枝的补益阳气功能，再辅以甘草、茯苓的泻湿功效，达成温热、疏通、补益、泻湿的综合治疗效果，有效促进脾肾阳气生长，增强体内阳气的温热功能，缓解阳虚导致的胸痹等症状。整个方剂通过暖脾温肾、达木扶阳、培土泻湿的协调作用，共同奏效，实现了对阳虚胸痹的综合调理和改善。

（二）郁滞宜疏

黄元御认为，气滞病在肺胃不降、血瘀源于土湿水寒木陷。郁滞是由气滞、血瘀、湿邪等因素导致的病理表现。湿邪和寒邪均可以阻滞气血的正常流通，导致体内郁滞气滞、血瘀等现象，从而出现胸痹。针对这一病机，应疏通气滞、破解血瘀，消除积滞和湿邪，使气血畅通无阻。破瘀汤是一种常用的中药方剂，主要通过疏通气滞、破解血瘀来调节体内的气血循环。丹参和桃仁是破瘀汤中的重要成分，具有活血化瘀、疏通经脉的作用，其中丹参能够促进血液循环，加速血液代谢；桃仁可以消除血液中的积滞，疏通血管，从而改善血液循环速度。此外，破瘀汤中的牡丹皮可以疏肝行郁，使气血得以更加畅通；桂枝可以通利血脉，促进血液循环；茯苓、甘草等可以温化水湿，消除湿邪对身体的影响，同时还具有和中开胃、益气养血的功效。下气汤是一种强化破瘀汤疏通气滞作用的方剂，主要由半夏、陈皮、干姜等药物组成，可以消除肺胃气滞，促进气的运行。同时，下气汤也可以疏通肠胃，消除胃肠道的湿邪，从而缓解体内的湿热症状。故针对湿气困阻、寒凝血瘀所致胸痹可选用破瘀汤合下气汤加减，方中牡丹皮疏肝行郁，丹参破血行郁，桃仁行气活血，桂枝通利血脉，茯苓、甘草、干姜、半夏、陈皮温化水湿、燥湿降气，使气行无滞、血行无阻。

四、医案举隅

患者，男，79岁，因“反复左心前区疼痛3年余，复发加重1天余”于2022年11月12日就诊。

患者3年前因无明显诱因出现左心前区疼痛，就诊于当地医院，完善冠脉造影示左冠状动脉回旋支中段狭窄60%～70%，诊断为冠心病心绞痛，予扩冠等对症治疗后病情缓解出院。出院后左心前区时有隐痛，常舌下含服“速效救心丸”，症状可缓解。1天前受凉后上述症状复发加重，疼痛明显，含服“速效救心丸”后疼痛未明显缓解，伴咳嗽、咳白色泡沫痰、喘息、气促，双下肢轻度水肿，自觉畏寒肢冷，大便稍溏，夜尿频多，纳可，眠差。舌淡，苔白，脉沉细。

中医诊断：胸痹，寒凝心脉证。

处方：天魂汤加减。白附片15 g（先煎），干姜10 g，桂枝10 g，炙甘草15 g，人参10 g（另煎，兑服），茯苓12 g，白术12 g，葶苈子10 g，桔梗10 g，益智仁15 g，远志15 g，首乌藤15 g。7剂，水煎150 mL，日1剂，3次分服。

二诊：7剂后复诊，自诉心前区疼痛缓解明显，咳嗽、咳痰症状消失，双下肢不肿，夜尿、睡眠改善。继予前方7剂巩固疗效，煎服法同前。

2022年12月7日，回访述病情稳定。

按语：本案患者老年久病，脾肾阳虚，受凉后病情加重，内外合邪。脾阳被遏，中土健运失司，故大便稀溏；心阳失养，故畏寒肢冷、血脉痹涩疼痛加重；阳明失降，故咳嗽咳痰；肾水失温，寒水内泛，故喘息气促、下肢水肿。患者人体诸气紊乱，“一气周流”失稳，治当温阳通痹、调畅气机，方选天魂汤加减。方中人参、白术、茯苓、炙甘草健脾阳、升脾气；附片、干姜、桂枝温心阳、壮肾阳、通血痹；葶苈子、桔梗升降肺气、调畅气机；益智仁补肾缩尿，远志、首乌安神助眠。诸药合用，共使人体四象和谐，全身一气周流。

五、总结

基于“一气周流”理论探讨胸痹病机为阳虚毒聚，血脉痹阻，枢机不利，木郁土败。治疗上，应遵从阳虚宜温、郁滞宜疏、邪毒宜消的原则，使人体气机恢复一气周流状态。“一气周流”理论从天人相应的角度出发，注重人体气机升降往复、周流不息的和谐状态，对于临床诊治胸痹提供了有别于传统见症治症的施治路径，值得进一步研究和探讨。

第二节　冠心病 PCI 术后中医干预方案

目前，心血管疾病仍严重威胁着我国乃至全球人类的健康，其中冠心病是主要的一种疾病类型。《中国心血管健康与疾病报告 2023》指出，中国心血管病患病率处于持续上升阶段。推算冠心病患者数大约为 1 139 万。经皮冠脉介入术（percutaneous coronary intervention，PCI）是进行血运重建、改善冠心病预后的重要手段。经皮冠状动脉介入术可以有效疏通堵塞的冠状动脉，中国大陆冠心病 PCI 治疗病例数从 2009 年的 17.5 万例激增至 2020 年的 96.8 万例，年增长速度超过 20%。

一、冠心病与血运重建相关临床问题

血运重建已成为冠心病患者急性缺血事件发生时最重要的治疗措施。然而，血运重建有一定的局限性，同时也会带来一系列的临床问题。

（一）术后复发性心绞痛

随着 PCI 的普及，其导致的不良影响也逐渐显现出来。临床发现 PCI 术后，患者血管常出现一系列的病理变化，包括炎症反应、内皮细胞损伤、高凝状态等，进一步导致 PCI 术后主要不良心血管事件（major adverse cardiac events，MACE）的发生。其中，以术后复发心绞痛最为常见。研究表明，即使在成功的 PCI 术后，仍然有高达 1/3 的患者出现术后再发心绞痛。手术失败或对口服药物存在不可耐受以及严格禁忌证的患者，再发心绞痛的概率则会更高。术后再发心绞痛的发病机制较为复杂，主要可以分为结构性改变与功能性改变。内皮功能障碍是引起动脉粥样硬化病变的主要原因，是上述结构性改变与功能性改变这两种机制的启动因素。PCI 术后出现再发心绞痛的结构性改变因素主要包括支架内再狭窄（in-stent restenosis，ISR）、支架内血栓形成、非靶病变进展、不完全血运重建以及无局灶性狭窄的弥漫性动脉粥样硬化；功能性改变因素包括冠状动脉痉挛以及微血管舒张功能障碍。

（二）再灌注损伤

心肌组织在一定时间缺血的基础上又恢复灌流后，损伤较缺血时更严重。心功能进一步恶化的现象称为心肌缺血再灌注损伤，可表现为加重心肌细胞结构损伤，心肌内出血，心肌坏死范围扩大，甚至无灌流等，因此，出现心功能进一步下降，甚至心衰等现象。研究发现，再灌注后的心肌内出血可能与再灌注前的缺血时间有关。故应在起病后尽早完成再灌注治疗，最多在起病后 12 小时内，否则再灌注治疗也无法挽救坏死的心肌组织。

（三）PCI 术后再狭窄

PCI 可迅速使病变的冠脉恢复通畅，恢复心肌血运，但因脂质缓慢积聚，动脉粥样硬化逐渐进展，会出现支架内再狭窄，这是 PCI 术后再入院的重要因素。研究表明，ISR 与血管内皮受损修复有关。研究证明，低密度脂蛋白胆固醇（LDL-C）与动脉粥样硬化呈正相关，是术后再狭窄形成的独立危险因素。刘伟涛等通过多因素回归分析后建议对 LDL-C，表皮生长因子受体（EGFR）、吸烟史、支架置入时间和分叉术式这 5 项危险因素赋值建立 ISR 危险评分系统，以加强对 PCI 术后患者的管理，减少 ISR 发生率。

（四）微血管病变

冠脉微血管是指冠状动脉管腔直径小于 500 μm 的血管网，是供应心肌血液的重要调控网络。微血管病变的原因包括梗死及再灌注两个方面。PCI 仅能在较大的冠脉内置入支架，改善血运，但对于微血管中粥样斑块闭塞或微血栓导致局部心肌细胞的缺血缺氧坏死无有效改善作用。另外，PCI 术后再灌注后出现的微血管损害，使毛细血管结构改变，血管壁破裂出血，心肌细胞无法恢复血液供应，从而导致梗死面积进一步扩大。国外的研究证明，再灌注损伤微循环，并提出在治疗时间窗内进行血运重建可以保护微循环。运用心脏磁共振（CMR）可以对左室功能、微血管损伤及梗死面积进行评估。

（五）术后焦虑问题

PCI 是进行血运重建、改善冠心病预后的重要手段。但其有创性、手术风险和并发症等都会给患者带来身心负担，使患者产生心理应激和负性情绪，包括焦虑、抑郁和紧张等。研究证明，焦虑、抑郁是 PCI 术后患者普遍存在的心理障碍，可诱发心绞痛和心肌梗死。若不能及时诊治，会引起预后严重不佳，病死率显著上升。PCI 术是有创介入手术，术前术后均能够引起患者的心理应激反应，患者不良情绪如焦虑、抑郁、恐惧由此而发。大量研究表明，PCI 术后焦虑抑郁的发病原因尚不明确。可能的机制为：神经调节因素，如交感神经兴奋，可伴随心率加快，损伤血管内皮细胞，进一步加重心肌缺血缺氧等情况的发生。或是下丘脑-垂体-肾上腺皮质轴的失调、免疫炎症反应、血小板活化、人格特质的影响等。近年来，对 PCI 术后情绪障碍的研究日益增多，但心脏康复中心理干预方案的实施效果收获颇微。

二、中医在 PCI 术后相关临床问题的切入

冠心病在中医理论体系中属“胸痹”“心痛”“真心痛”“心悸”等范畴，临床表现为胸闷、胸痛、心慌、气促等，冠心病 PCI 术后出现的症状也在前述范围之内，可见从理论上而言，PCI 术后的冠心病患者与中医学“胸痹”“心痛”“真心痛”“心悸”等疾病之间存在普遍共性，可参照其进行临床诊疗。由前所述，从侧面也反映了 PCI 治疗在远程疗效上可能并未改变冠心病患者中气血阴阳之间的矛盾变化，即在治疗冠心病时，很可能在短期时间内控制了症状，但却很难在长期时间内改变患者的中医病机，从而达到标本兼治的目的，可见冠心病介入治疗客观上需要增加多途径干预，尤其是中医药干预，以实现更好的临床疗效。

冠心病临床辨证虚实夹杂，涉及多个脏腑，常多个证候要素相兼。经 PCI

治疗后，本虚标实是其基本证型特点，本虚以脏腑气血阴阳亏虚为主，标实以血瘀、痰阻、气滞、寒凝多见。

冠心病 PCI 术后的心理问题可概括为胸痹伴郁证。胸痹伴郁证作为一种形神疾病，与心、脑关系极其密切，二者不能发挥其正常生理功能，则会发为本病。这也表明“神”与心、脑二者存在不可分割的潜在关系。心所藏之神主宰脑之元神，心脑息息相通。二者作为重要脏腑器官共同发挥着调节神志病的关键作用。气机郁滞，血脉瘀阻为本病主要病机。①气机郁滞，不利则病：生理上，肝主司疏泄，调达一身气机。气为血之帅推动血液的有序运行，血为气之母血，充则气旺。因此，肝气条达，疏泄有度，行血之力才充足，同时脾胃主一身气机升降，脾胃和则气机利。若肝失疏泄，脾胃失和，气机不利，一身气机不再调达，郁滞为病，气滞后血瘀、痰结随之而来，相互影响，共同致病。②血脉瘀阻，不通则痛：心主生血和行血，血液的化生和运行皆靠心气的推动；肝藏血，主疏泄，主司人体全身血液的分配与调节。故有“肝藏血，心行之，人动则血运于诸经，人静则血归于肝脏”之说。这说明了心肝共同作用于血脉的运行，二者任意一脏出现问题，则生病变，肝失疏泄，血不能行，留于脉道瘀滞为病，心生血、行血之力不足，也会导致留瘀于内。肝心乃母子关系，母病及子，子病及母，往往相互为病，血脉日益瘀阻，不通则痛。③神机不利，心脑同病：中医素有“神明由心所主”“脑为元神之府”“心脑共主神明”等观点，心脑与神机记性关系密切。广义之“神”是整个人体生命活动的外在体现，狭义之“神”指人体精神的充沛、思维清晰、情感平顺、心理的健康等活动。神机不利责之心脑，同时，神机不利又会导致心脑疾病。《素问·天元纪大论》载：“人有五脏化五气，以生喜怒思忧恐。”即人之情志、神机变化与五脏六腑密切相关。

总之，冠心病 PCI 术后临床问题属于中医胸痹的特殊类型，具有独特的病机演变特点。中医药在冠心病 PCI 术后恢复和提高患者生活质量方面发挥着重要作用。对于 MACE 的预防，采用中西医结合的防治方法，可取得事半功倍的效果。因此，冠心病的中医治疗不拘泥于一方一药，而是强调根据患者四诊资料和病情变化给予不同的治疗方案。目前，冠心病 PCI 术后胸痹的相关研究，仍有待更多高质量的临床证据支持。

下篇

医学科普

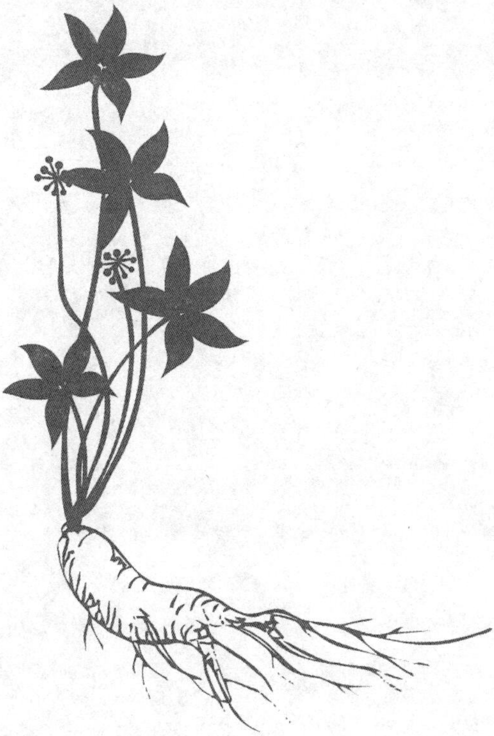

第十一章 疾病的中西医调护

第一节　慢性心力衰竭稳定期患者的中医调理及运动康复

慢性心力衰竭（chronic heart failure，CHF）是指由于心脏结构及功能异常所导致心室充盈或射血能力受损的一组复杂临床综合征，是多种心血管疾病的终末期，主要表现为呼吸困难、体液潴留和乏力。据推算，我国现有心衰患者为 890 万人，老年心衰患者 5 年生存率为 25%～50%，随着我国人口老龄化加剧及预期寿命的延长，慢性心力衰竭的发病率呈逐年增加趋势，已成为重要的公共健康问题。作为 21 世纪心血管疾病防治的难点之一，慢性心力衰竭在平时的调养尤为重要，其长期管理遵循“三分靠治，七分靠养”之说，中医调理及运动康复在慢性病治疗中有先天优势。

一、中医调理

慢性心力衰竭在中医学属“胸痹”“水肿（心水）”“喘证”“痰饮（支饮）”等范畴。“心水”最早记载于汉代张仲景的《金匮要略·水气病脉证并治》。笔者经过长期临床实践发现，坚持中医药整体观和辨证论治理论治疗慢性心力衰竭，在改善慢性心力衰竭患者临床症状、生活质量、心功能，以及降低再住院率和病死率等方面具有明显优势。中医调理是多方面的，主要包括情绪管理、饮食调理、中医内治法干预、中医外治法干预等。

（一）情绪管理

中医认为，“七情内伤”是诸多疾病发生与发展的重要因素，因此情绪管理非常重要。心衰患者常常伴有焦虑、忧郁等情绪问题，这会加重病情。中医建议患者放松心情，保持愉快的心态，避免过度劳累和情绪波动，有助于改善心脏功能。

（二）饮食调理

饮食调理对疾病的治疗、身体的康复至关重要。慢性心力衰竭患者应该适量摄入易消化、富含营养的食物，如蔬菜、瘦肉等。这些食物富含维生素、矿物质和纤维素，有助于提供营养，促进消化吸收。同时，心衰患者应避免摄入高盐、高脂、高糖的食物，以防止水钠潴留和血脂升高，进一步加重病情。

（三）中医内治法干预

根据《慢性心力衰竭中医诊疗专家共识》中的推荐，治疗慢性心力衰竭以中药汤剂为主。在把握用药原则的基础上，酌情辨证加用中成药或中药注射剂。

1. 汤剂

《慢性心力衰竭中医诊疗专家共识》将慢性心力衰竭主要归纳为气虚血瘀证、气阴两虚证、阳虚水泛证、喘脱危证 4 个基本证型。笔者总结多年临床经验发现，慢性心力衰竭患者随心气、心阳不足，心功能呈下降趋势，中医辨证分型随患者心功能下降而呈气虚血瘀发展至气阴两虚再到阳虚水泛的变化。同时，血瘀贯穿于慢性心力衰竭的全过程。治疗上，临床把慢性心力衰竭分为早期、中期、晚期 3 期，早期以心气虚为主，气化失司、无力推动血运，故有血瘀，治法为益气温阳、活血化瘀；中期以心气心阴两虚为主，气阴两伤、血行缓慢，故有血瘀，治以益气养阴、活血化瘀；晚期以心肾阳虚为主，阳虚失运，“虚、瘀、水”胶结于体内，治法以温阳利水、活血化瘀为主。

气虚血瘀证治以补益心肺、活血化瘀，代表方为保元汤合血府逐瘀汤。笔者认为，若伴胸痛较著者，可酌加桂枝、檀香、降香等；心悸频作，发无定时，可酌加生龙骨、生牡蛎、醋鳖甲等，或比类“风性善行而数变”酌加僵蚕、蝉蜕之类，或加胆南星、铁落花、皂角刺；若兼肢肿尿少者，可合用防己黄芪汤或五苓散化裁。

气阴两虚证治以益气养阴、活血化瘀，代表方为生脉散合血府逐瘀汤。笔者认为，阴虚著者可加二至丸或黄精、石斛、玉竹等；内热之象明显或由外感诱发者，可酌加连翘、白花蛇舌草、重楼等；伴肺热壅盛、咳吐黄痰者，可加清金化痰汤或越婢加半夏汤加减。

阳虚水泛证治以温阳益气、利水化瘀，代表方为真武汤合葶苈大枣泻肺汤。笔者在总结长期临床经验，参考相关文献及各大医家理论的基础上，总结出芪附消肿汤可显著改善阳虚水反患者的临床症状。药物组成：附子 18 g（先煎 1 小时），白术 20 g，白芍 20 g，茯苓 20 g，猪苓 20 g，车前子 20 g，黄芪 30 g，桂枝 18 g，党参 30 g，泽泻 20 g。若饮邪暴盛，泛溢肌肤，宜加椒目、防己、香加皮、大腹皮等，并酌加活血药，以加强利水之力，可选用益母草、泽兰、牛膝、生大黄等；若畏寒肢冷、腰膝酸软等肾阳虚证明显者，可加仙茅、淫羊藿、鹿角霜等；若兼胁下痞块坚硬，乃血瘀日久，积块已成，可加鳖甲煎丸。

2. 中成药

研究表明，心宝丸、麝香保心丸、芪参益气滴丸、参附强心丸等丸剂，芪苈强心胶囊、益心舒胶囊、生脉胶囊等胶囊剂，补益强心片等片剂，参附注射液、黄芪注射液、生脉注射液、益气复脉注射液、舒血宁注射液、丹参川芎嗪注射液、心脉隆注射液等注射剂在慢性心力衰竭治疗中均具有改善患者心脏功能，提高患者生活质量的作用。

3. 中医外治法干预

研究证明，中医外治法干预慢性心力衰竭具有显著优势及特色，操作简单易行，价格低廉，不良反应小，克服了口服药物可能带来的胃肠道不良反应及肝肾功能损伤的不良影响。目前，中医外治法干预慢性心力衰竭多以穴位贴敷、针灸、中药封包、八段锦及康复运动为主，耳穴压豆、中药浴足、三伏贴等外治法在慢性心力衰竭治疗过程中也得到广泛应用。

（1）穴位贴敷：研究表明，穴位贴敷治疗慢性心力衰竭安全有效。穴位敷贴基于中医理论的整体观和经络学说发挥作用。从药物对机体的局部刺激、经络传导、透皮吸收3个方面分析，穴位贴敷可以激发经气，通过体表、穴位、经络、脏腑等途径，达到治疗目的。慢性心力衰竭穴位贴敷多选取心俞、膻中、内关、足三里、肺俞等穴，时间以4~6小时为宜，日1次，7天为一个疗程。

（2）针灸：中国针灸病谱研究指出，针灸治疗慢性心力衰竭疗效明确。针刺一般多用于实热证候，而艾灸多用于虚寒证候。慢性心力衰竭针灸治疗多选取的穴位为气海关元、足三里，以20~30分钟为宜，日1次，7天为一个疗程。

（3）中药封包治疗：慢性心力衰竭患者多伴有胃肠道瘀血水肿，多表现为恶心、纳差、腹胀等症，中药封包腹部可缓解慢性心力衰竭患者的胃肠道不适症状。将中药研粉装入直径约15 cm×15 cm袋中，使用时以微波炉打热，将药包待温度适宜后置于患者的上腹部，以行热设计功耗（thermal design power，TDP）灯照射，保持药物持续的温热效应，时间以20~30分钟为宜，日1次，7天为一个疗程。

（4）八段锦：八段锦作为中医传统运动方式被历代医家推崇，是中国传统导引功法之一，它以简单易学、方便实用的特点沿用至今。慢性心力衰竭患者前期经历漫长的药物治疗，在身心两个方面都是心脏康复关注的重点人群。八段锦的运动特征符合慢性心力衰竭患者心脏康复需求。操作时以患者能承受为度，每周3~5次，每次20~60分钟，逐渐增加运动量，7天为一个疗程。

（5）中药浸浴（足浴）：中药浸浴疗法能温经散寒、行气活血、疏风通络、祛风除湿。笔者长期临床应用发现，中药浸浴对慢性心力衰竭具有一定的辅助治疗作用。操作如下：将中药（药物组成：艾叶6 g，桂枝6 g，醋乳香6 g，醋没药6 g，当归10 g，燀桃仁6 g，厚朴6 g，酒川芎6 g，茯苓10 g，猪苓10 g，炒川楝子6 g）研粉装入袋中，置于足浴盆中，开水冲泡，借助水蒸气熏双足，待水温适宜后（37~45 ℃）放入双足浸泡，水温下降后加入适量温水，以全身微微汗出及双足稍红为宜，疗程为每天2次，7天为一个疗程。

（6）三伏贴：笔者认为，慢性心力衰竭最根本的病机为心气不足、心阳亏虚，病理上以“虚、瘀、水”的恶性演变为主，总体治疗原则为补气温阳、活血利水、兼顾阴津。因此，三伏贴适用于慢性心力衰竭的治疗。临床经验证明，三伏贴在减少慢性心力衰竭患者的冬季发病次数、发病时的症状方面疗效显著。药物组成为党参 30 g，黄芪 30 g，丹参 30 g，红花 30 g，炮附片 30 g，商陆 30 g，葶苈子 30 g，三七 15 g。使用时，将上药研磨成粉，用新鲜的生姜汁调匀成膏状，取适量置于治疗贴上，敷贴于膻中、神阙及双侧内关、心俞、厥阴俞、肾俞等穴位，并从三伏天第一天开始进行敷贴，隔日敷贴 1 次，每次敷贴 4~6 小时，直至出伏，敷贴时间根据个体差异适当调整。

二、运动调理

循序渐进的运动模式是保证慢性心力衰竭患者心功能良好的重要手段。中国康复医学会发布的《慢性稳定性心衰运动康复中国专家共识》指出运动康复可降低慢性心力衰竭患者的死亡率，减少反复住院次数，改善患者运动耐力。运动康复的目的是通过有计划的运动训练，逐步增加身体的耐力和力量，使心脏能够更有效地泵血，改善心脏功能。

首先，医师会根据患者的具体情况制订个性化的运动计划。通常，运动康复计划包括循序渐进的适度呼吸锻炼、有氧运动、阻力运动训练，且一般会逐步增加运动强度和持续时间，以适应患者的身体状况。

（一）呼吸锻炼

每个人都应该进行呼吸锻炼。因为呼吸锻炼可以改善呼吸困难和肌肉力量。根据患者个体差异选择“全身呼吸操”，每周训练 5~7 天，强度为最大吸气能力的 30%~60%，每日 15~30 分钟。

（二）有氧运动

有氧运动包含骑自行车、慢跑、步行、游泳、体操类运动（太极拳、八段锦）等，每周 3~5 次，每次 20~60 分钟，运动开始时需先测量一下心跳频率（此心率作为安静时心率），运动过程中需随时测量，超过最大心率时应降低运动强度或停止运动（最大心率=安静时心率+20）。

（三）阻力运动训练

阻力运动是对有氧运动的补充，可以在有氧运动的基础上增加阻力运动。

开始时可以进行自身抗重力训练，如肩上推举、推胸练习、下背部伸展训练、背阔肌下拉、肱二头肌屈曲、三头肌伸展、股四头肌伸展、腹部紧缩、小腿抬高，逐渐进行低负荷小强度的抗阻运动，操作如下：①训练工具。将弹力球与弹力带结合使用，弹力球为普拉提球（直径为 20 cm），弹力带选取最低阻力带。②弹力带横拉，将弹力带固定，用双手握住带子，双臂向前平举至与肩同高，然后水平拉开带子，对抗带子的拉力，保持一段时间后放松。③双手压球。患者取坐位或站立位，双手用力按压球体，然后放松。④卧位弹力带抬腿。患者取卧位，将弹力带绕在脚踝处，双腿交替伸直向上抬起。⑤双膝夹弹力球。患者坐在地上或长凳上，用双膝夹住弹力球，然后用力挤压膝盖将球体夹紧，再放松。其中，②和③为上肢肌肉力量训练，④和⑤为下肢肌肉力量训练，4 种训练方式每周进行 3 次，持续 12 周。患者在每次训练前需热身 10 分钟，每次训练时间控制在 55 分钟左右，且每完成一个动作休息 30 秒，组间动作完成后休息 3 分钟。此后，可准备简单运动器械如负重手环、抗阻运动器械等。运动强度为低到中等强度（上肢运动为 1RM 的 30%~70%，下肢运动为 1RM 的 50%~100%，无明显疲惫感。）1RM（repetition maximum）代表一个人可以举起的最大重量。运动频率及时间为 2~3 次/周、10~15 分/次，同一肌群练习时间应至少间隔 48 小时。

患者在进行运动康复时应遵循医师指导，并确保运动的安全性。在运动前，患者应进行适当的热身活动，以减少运动伤害的风险。同时，患者应注意适度休息，避免过度劳累。

患者在进行运动康复时，还应注意日常生活的调整。良好的生活习惯和饮食习惯对心衰患者的康复也非常重要，患者应遵循健康的饮食原则，适量摄入营养丰富的食物，避免高盐、高脂、高糖的食物。此外，患者还应保持充足的睡眠，避免熬夜和过度劳累。

总之，中医调理和运动康复是慢性心力衰竭患者稳定期治疗的重要方法，可改善患者症状，提高生活质量。但需要注意的是，这些方法需要在医师的指导下进行，并根据个体情况进行调整。

第二节　高血压的中西医调护

一、高血压的现状

高血压（hypertension）作为全球公共卫生挑战之一，在我国 18 岁及以上成年人中的加权患病率已达 27.5%。流行病学研究表明，约 50%的心脑血管疾病可归因于血压调控异常。目前，我国高血压患病率男性高于女性，北方高于南方，但城乡分布特征出现转变：一方面，大中型城市高血压患病率较高；另一方面，农村地区居民的高血压患病率增长速度较城市快。我国高血压患病率持续增高，尤以中青年更明显，高血压知晓率、治疗率和控制率距离发达国家防控水平仍有差距。男性、中青年、农村和少数民族人群应为加强高血压防控的重点人群。

二、高血压的西医预防

高血压的西医预防主要是预防其危险因素。高血压危险因素包括遗传因素、年龄、性别、体重及不良生活方式等多方面。人群普遍存在高血压危险因素聚集的流行病学特征，随着高血压危险因素聚集数目和严重程度加剧，血压水平呈现升高趋势，高血压患病风险增大。

1. 高盐、低钾饮食

高钠、低钾摄入是高血压发生的重要影响因素，过多的钠进入机体，刺激肾素-血管紧张素-醛固酮系统激素分泌增加，引起细小动脉痉挛，血压升高；同时，由于钠盐吸附水分，大量钠盐进入体内，在肾脏保钠排钾功能的作用下可导致水钠潴留。钠摄入量与血压呈正相关，24 小时尿钠排泄量每增加 1 g，收缩压和舒张压分别增加 2.11 mmHg 和 0.78 mmHg，并且中国成年人约 1/3 对盐敏感。我国每日烹调盐的标准摄入量为 9.3 g，符合每日摄入量小于 5 g 的人群比例只有 23.3%。近十年来，居民的膳食结构发生了很大的变化，动物性食物、烹调油、鸡蛋的摄入量明显增加，而粗杂粮、豆类的摄入量明显降低，奶类的消耗量仍然很低。这种高热量、高脂肪、高钠、低钙、低钾的膳食结构与高血压的发生和发展关系密切。此外，调味品，如食盐、酱油、黄酱、辣椒酱及咸菜中都含有大量的盐。因此，改变饮食习惯，减少食盐摄入量，对降低高血压的患病率至关重要。

2. 肥胖与超重

超重和肥胖与高血压患病率显著关联，体重指数［体重指数（BMI）= 体重÷身高^2］每增加 5 kg/m^2，发生高血压的风险增加 49%，并且基线超重或肥胖的中老年人群体重变化对血压的影响更大，体重每增加 10%，收缩压增加 4. 94 mmHg，舒张压增加 2. 50 mmHg。

近年来，我国居民超重或肥胖问题不断凸显，腹部肥胖的患病率高达 29. 1%，且省域之间存在显著差异。调查结果显示，城乡各年龄组居民超重肥胖率逐年增加。体质指数作为评估体重状态的金标准，维持在正常范围内对抵抗疾病、降低心脑血管疾病的发病率、维持正常血压具有重要的作用。肥胖的病理本质在于能量代谢失衡，具体表现为摄入量持续超出消耗量。临床实践表明，增加体育活动，适当限食，维持理想体质指数，是预防高血压的主要措施之一。

3. 吸烟

吸烟是公认的心血管疾病及死亡的独立危险因素。烟雾中的一氧化碳等有害成分可引起全身组织缺氧，使动脉内膜损伤，并引起血管痉挛，与高血压、冠心病、脑卒中等心血管疾病的高患病风险、高死亡率等不良结局密切相关，且吸烟量越大、时间越长，心血管疾病发病及死亡风险越高。二手烟暴露同样增加冠心病、脑卒中等心血管风险。

4. 酗酒

长期过量饮酒或偶尔大量饮酒均会严重影响健康。研究表明，饮酒与高血压之间有明显相关性。重度饮酒者（相当于每天饮 65 g 酒精）高血压发病率是不饮酒者的 2 倍。长期饮酒者体内的升压物质含量较多，同时酒精还能影响细胞膜的通透性，使细胞内游离钙浓度增高，引起外周小动脉收缩，导致血压升高。

5. 空气污染

世界卫生组织（WHO）指出，空气污染已成为全球最大的环境健康威胁，可导致高血压风险升高。除了室外空气污染外，室内空气污染也不容小觑。研究表明，使用家庭固体燃料和吸烟造成的室内空气污染与高血压风险增加显著相关。

6. 高海拔

低气压（缺氧条件）、寒冷和昼夜温差大是高海拔地区的典型气候特征，对血压有一定的影响。短期来看，急性暴露于高海拔地区会使得血压升高。长期生活在高原地区的居民，在海拔超过 750 m 时，随着居住海拔高度的升高，平均血压逐渐升高。

7. 遗传因素

高血压有明显的家族聚集性。父母都有高血压，其子女患高血压的患病率为无高血压家族史的两倍多。高血压为多基因遗传，其遗传程度受环境等各种后天因素的影响较大。

8. 其他因素

除了以上高血压发病危险因素外，其他危险因素还包括年龄、缺乏体力活动、教育程度低、肿瘤治疗等。在我国第 5 次高血压调查中，高血压患病率随着年龄的增长而增加，在年龄≥65 岁的老年人中高血压患病率超过 55%，主要表现为收缩压升高和舒张压降低。控制老年人血压，不仅有利于减少主要心血管不良事件，还可以保护认知功能，预防阿尔茨海默病。随着城市化的快速发展与城市规模日益扩张，不合理的城市设计也给人群健康水平带来了负面影响。城市的碎片化、缺乏健康食品供应、人口密度过高、不适宜步行出行、公园或绿地面积不足等都增加了高血压的患病风险。癌症患者和癌症幸存者的高血压患病率更高，化疗是高血压的独立危险因素。

三、高血压的中医预防

高血压在中医理论里指的是清窍失养，是以眩晕、眼花为主要表现的一类病症。中医所述清窍指的是头面部，如眼、耳、口、鼻等，眩指头晕眼花，晕指目眩晕。中医文献对高血压早有记载，《内经》中就有“诸风掉眩，皆属于肝”“髓海不足，则脑转耳鸣”的记载，认为高血压的眩晕与肝肾有关；《丹溪心法·头眩》中有“无痰不眩、无火不晕”的理论，认为痰和火是引起眩晕的另一种原因。中医认为，高血压的病理机制主要是由肝、肾、心、脾功能失调引起的体内阴阳气血失衡所致，其中以肝和肾两个脏器阴阳失衡较为常见，其病因以为情所伤、饮食失调和内伤虚损等为主。

（一）保持心态平和

中医认为，情绪的稳定和心理的健康与肝、心、脾、血压等关系密切。当人受到精神刺激时，肝气郁结，容易产生疾病。因此，保持心态平和是预防为情所伤型高血压的重要措施之一，具体方法如下。

1. 调节情绪

当出现负面情绪（悲伤、抑郁、愤怒等）时，可以通过运动来调节自己的情绪，保持心情舒畅。中医提倡的运动方式有很多种，主要包括打太极拳、练八段锦、五禽戏、易筋经等，这些运动方式大多属于有氧运动，注重身心的调节和气息的配合，有助于疏通经络、调和气血、平衡阴阳，从而达到锻炼身体和预防高血压的效果。

2. 养心安神

中医认为，养心安神是保持心态平和的关键。中药里常见的养心安神的食材包括莲子、百合、小米、红枣、桂圆等。这些食物大多具有养心安神、滋阴补血、清热解毒等功效，有助于改善失眠、焦虑、抑郁等症状，增强身体的免疫力，预防高血压。

莲子是一种养心安神的食物，具有补脾止泻、益智安神、养心补肾等功效，有助于治疗心悸失眠、肾气不足等症状。百合是另一种常见的养心安神的食物，具有滋阴润燥、养心安神等功效，有助于治疗失眠多梦、心悸怔忡等症状；小米和红枣则具有健脾养胃、补血安神等功效，有助于治疗失眠多梦、脾胃虚弱等症状；桂圆则具有补气养血、安神定志等功效，有助于治疗失眠健忘、心悸怔忡等症状。

3. 规律作息

保持规律的作息有助于调节身体的阴阳平衡，增强身体免疫力，缓解焦虑和抑郁等不良情绪。根据中医理论，阳气是构成人体和维持人体生命活动的物质基础，它是一身之气中具有温热、兴奋特性的部分，是人体内的极细微物质和能量。阳气在白天主要起着保卫机体的作用。在清晨，阳气开始从体内渐渐趋向体表，随着太阳的升起，阳气逐渐旺盛，到了中午时分，阳气达到最旺盛的阶段。这时，人体的阳气主要分布在体表，以应对外部环境的变化。因此，白天是学习和工作的最佳时间。夜晚时，阳气处于内敛、稳定的状态，不过度发散或亢进，有利于人体休息，恢复精力。因此，夜晚是休息的最佳时间。中医建议人们保持规律的作息，早睡早起，保证充足的睡眠，每天尽量保持作息时间相同，避免熬夜或者日夜颠倒。此外，中医还认为春夏之季应该晚睡早起，增加室外活动时间，使阳气顺应季节和天气的变化，从而升发调达，而秋冬之季则应该早睡早起，保持室内空气流通，避免寒邪入侵，这也是一种顺应四季变化的起居方式。

4. 放松身心

放松身心可以帮助人们缓解压力、调整情绪，保持身心健康。常见方式包括：①深吸气和慢呼气。深吸气和慢呼气可以帮助人们放松身心，缓解紧张和焦虑。②伸懒腰。伸懒腰可以促进血液循环，缓解肌肉疲劳，让身体得到放松。③闭目养神。闭目养神可以帮助人们消除眼部疲劳，使心情平静。④按摩穴位。按摩一些特定的穴位，如足三里穴、三阴交穴等，可以帮助人们缓解身体疲劳和紧张情绪。

（二）中医食疗

在中医药理论中，“药”与“食”同源，许多食物既是食物又是药物，对疾病的调护具有积极作用。下面介绍一些常见的可以改善和预防高血压的食疗方剂。

1. 海带木耳肉汤

将海带和木耳切丝，瘦猪肉切成丝或薄片，一同放入锅中煮沸后加入适量味精和淀粉调味即可。海带和木耳都具有降低血压的作用，而瘦肉则可以补充人体所需的蛋白质和脂肪。

2. 百合芦笋汤

将芦笋焯水后放入碗中备用，再将泡发的百合放入锅中加水烧煮几分钟，加入适量的黄酒、精盐、味精调味后倒入盛有芦笋的碗中即可。百合和芦笋都具有清热解暑、降压减脂的作用，适合高血压患者食用。

3. 山楂鲤鱼汤

将鲤鱼处理干净后加入适量的黄酒、精盐调味去除腥味，再加入山楂片、面粉、清水、白糖、葱姜等调料一同煮制即可。山楂具有降压减脂的作用，而鲤鱼的营养成分丰富，脂肪含量少，适合高血压患者食用。

4. 天麻钩藤粥

原料：天麻、钩藤、杜仲、桑寄生、益母草、首乌藤、茯苓各 10 g，石决明 30 g，粳米 100 g，白糖适量。做法：先煎石决明 30 分钟，加入其他药，加水再煎 30 分钟，滤取药液，将粳米洗净加入药液中煮成粥状时，再加入白糖调匀，煮沸即可食用。天麻钩藤具有平肝熄风、滋阴清热之效，适用于肝阳上亢型患者的预防。

5. 牛肉炒芹菜

原料：芹菜 250 g，牛肉 100 g，植物油 20 g，酱油 5 g，盐 1 g，豆瓣酱 15 g，葡萄酒 10 g，淀粉 5 g。做法：牛肉切薄片改刀成细丝，加酱油、葡萄酒、淀粉抓匀。芹菜去根，洗净切段。炒锅内放入植物油，油热入牛肉，旺火煸炒至牛肉变白时，将其拨在锅边，锅中心下豆瓣酱煸炒，再下芹菜、盐，翻炒几下即与牛肉丝合炒，出锅装盘，也可随口味调味。具有健脾养胃，清热降压之效，用于防治各型高血压。

6. 香芹花生米

原料：红衣花生米 500 g，食醋 100 mL，香芹 100 g，麻油、精盐各适量。做法：先将花生米放入食醋中浸泡 1 周以上（时间越长越好），食用时，适量取出。香芹洗净切段晾干水分，再与醋花生混匀，加入精盐、麻油调和即可。本菜鲜脆可口，防治高血压的效果良好。

除了上述食疗方剂，还有一些食物也可以改善和预防高血压，如茄子、绿豆等，这些食物都具有清热解毒、利尿消肿、降压减脂等功效，可以帮助人们调节身体的阴阳平衡，降低血压，建议患者根据自身情况选择合适的食物，同时也要注意饮食的多样性和均衡性。

（三）中药预防

1. 中药汤剂

中药汤剂需要辨证施治，要始终注意维护人体正气、阳气，不伤正气。高血压可分为多种类型：阳亢型治以泄热平肝法，以龙胆泻肝汤为基本方随证加减；阴虚阳亢型治以潜阳育阴法，以镇肝熄风汤为基本方；肝肾阴虚型治以滋养肝肾法，以杞菊地黄汤为基本方；阴阳两虚型治以滋阴助阳法，以地黄饮子加减为基本方；阳虚型治以肾气丸加减。兼内风者，基本方加潜降熄风药物；兼血瘀者，加入活血化瘀之品；兼痰阻者，加入豁痰利气之属。单味降压药（经临床和实验证实）包括：汉防己、臭梧桐、旱芹菜、野菊花、罗布麻叶、钩藤、青木香、地龙、牡丹皮、黄芩、长春花、葵花盘、天麻、葛根、莱菔子、杜仲、黄瓜藤、生菜籽等。

2. 中药茶饮

根据不同的虚损类型选择相应的药物进行治疗。如气虚者，可选用四君子汤、补中益气汤等益气药；血虚者，可选用四物汤、归脾汤等养血药；阴虚者，可选用六味地黄丸、左归丸等养阴药；阳虚者，可选用金匮肾气丸、右归丸等温阳药。

笔者认为，高血压病位在头窍，与肝、脾、肾密切相关，虚实错杂；虚者以髓海不足、气血亏虚为主，实者以风、火、痰、瘀扰乱清窍为主，治疗时需补虚泄实、调整阴阳，治疗过程中注重补肝肾、健脾化湿。如枸菊决明子茶：菊花 6 g、枸杞子 6 g、炒决明子 6 g、炒山楂 6 g、麦冬 6 g、罗布麻叶 6 g，沸水冲泡，代茶饮服，具有平肝潜阳、补益肝肾之效。山楂荷叶茶：净山楂 6 g、荷叶 3 g、绞股蓝 3 g、决明子 3 g、灵芝 3 g，沸水冲泡，代茶饮服，具有健脾化湿、平肝潜阳之效。

（四）非药物治疗

1. 穴位贴敷法

穴位贴敷法通过药物和腧穴的共同作用起到降压作用，穴位贴敷药物可以用黄连、肉桂、吴茱萸、川芎、牛膝，将上药研磨成粉末状，用各种介质如水、酒、醋、活络油等调成糊，也可以制作成软膏，敷贴于双侧太冲、太溪、肝俞、肾俞或涌泉穴，起到降压作用。

2. 足浴

中药足浴疗法可以促进药物的透皮吸收，且有效成分不经胃肠等消化器官的分解，不增加肝肾负担。可以采用黄芩 30 g，牡丹皮 60 g，当归 9 g，枳壳 24 g，桑皮 24 g，丹参 24 g，牡蛎 24 g，白芍 24 g，乌药 24 g，独活 3 g，磁石 3 g，牛膝 3 g，何首乌 3 g，石决明 12 g。水煎，每晚浸足 1 次，每次 30 分钟。

3. 推拿按摩

（1）推拿颈部：用双手的拇指指腹自上而下推拿颈部两侧，从耳根后缘沿着颈部的中线向下推，直至锁骨上窝处，力度适中，每次推拿 10~15 分钟，每天早晚各进行 1 次。

（2）按摩太阳穴：用双手的拇指指腹按摩太阳穴，力度适中，每次按摩 1~2 分钟，每天进行数次。

（3）揉按百会穴：将双手的中指指腹放在百会穴上，力度适中，顺时针方向揉按 10~15 圈，每天进行数次。

（4）捏脊：用双手的拇指和食指夹住脊椎两侧的肌肉，自上而下捏拿，每次捏拿 5~10 分钟，每天进行 1~2 次。

（5）按摩涌泉穴：用一侧的拇指指腹按摩对侧足底的涌泉穴，力度适中，每次按摩 1~2 分钟，每天进行数次。

4. 针灸

（1）毫针疗法：取风池穴、曲池穴、足三里穴、内关穴等穴位，根据不同的证型进行加减。针灸方法采用平补平泻，每日 1 次，连续治疗 7~10 次为一个疗程。

（2）耳针疗法：取穴包括肾上腺、降压沟、心、神门、内分泌、肝、肾等，可用毫针中等刺激或贴压王不留行籽等方法进行刺激。每次选 3~4 穴，降压沟可施行放血疗法。

（3）饮食调理：中医认为，食疗对于内伤虚损的治疗非常重要。根据不同的虚损类型，可以选择相应的食物进行调理。如气虚者，可选用补气食物如黄芪、党参等；血虚者，可选用养血食物如红枣、桂圆等。在治疗过程中，还需要根据个体差异辨证施治，以取得最佳的治疗效果。

第三节　稳定型冠心病的中医养生及运动调理

冠心病具有发病率高、病情变化快、致死率高等特点。《中国心血管健康与疾病报告2020》显示，我国冠心病患者约1 200万，其发病率、死亡率均呈逐年上升趋势，是我国重点关注的公共卫生问题。稳定型冠心病又叫作稳定型心绞痛，是冠心病最常见、最主要的一种亚型。在稳定型冠心病临床治疗中，西药保守治疗及手术治疗可以舒张冠状动脉、抑制血小板聚集、改善神经体液调节等，但长期使用药物导致不良反应发生风险较高，而手术具有一定创伤性。近年来，中医养生级运动调理在提升疗效、改善冠心病临床症状方面具有独特优势，临床应用广泛。

一、中医养生

中医学将稳定型冠心病归于“胸痹”范畴。笔者通过长期临床实践发现，坚持中医药整体观和辨证论治理论治疗稳定型冠心病，在改善患者的临床症状、生活质量、心脏功能，降低再住院率和病死率等方面具有明显优势。中医调理是多方面的，主要包括：调畅情志、饮食调理、中医内治法调整、中医外治法调理等。

（一）调畅情志

《杂病源流犀烛·心病源流》曰：“总之七情之由作心痛。”人体是一个以心为主宰，五脏为中心，不断循环的有机整体，情绪变动影响着人体脏腑器官功能，两者存在密切联系。七情（喜、怒、忧、思、悲、恐、惊）失调，津液不布，遂聚为痰，可导致脏器脏腑精气失衡，心脉失畅，痹阻不通，最终引发胸痹。“皆脏气不平，喜怒忧思”属胸痹内因，也说明了情志在一定程度上会影响稳定型冠心病发生与发展。养神先养心，“心藏神”，为五脏六腑之大主，心神统帅着人之喜、怒、忧、悲、惊等神志活动，冠心病患者心境宜宁静，精神情绪上切戒急躁。神情愉快，意气舒畅，人体腠理才能畅通。养生之道，重在加强自我涵养，培养冷静、沉稳的习性。与人相处，少与人争，少参加竞技性的体育活动和欣赏刺激性的艺术作品，避免情绪激动。多学慎思，常听轻松、优雅、恬静的音乐，参加一些书画活动，多与大自然接触。正如《内经》载：“以恬愉为务，以自得为功。”

稳定型冠心病患者，心理疾病复杂多变主要包括以下情况。①怀疑、否认、拒绝和满不在乎的心理：这种心理尤其表现在患者对冠心病的认识上，冠心病初期症状较轻或无症状，患者易于忽视，仅在出现较严重的临床症状或并发症后才引起重视。医务人员应帮助患者认识疾病特点，提高患者的自我保护意识，增强治疗信心，以收到良好的治疗效果。②焦虑恐惧心理：冠心病属于对生活质量影响较大的病种，治疗时间长，症状易反复发作，随着病程进展还会出现多种并发症，给患者生活和精神上带来很大的痛苦。患者常表现出惧怕死亡，对治疗过分关心，甚至出现感觉过敏、精神高度紧张、失眠等症。日常生活中需密切观察病情变化及患者的心理状态，并与患者进行有效的沟通，帮助患者正确认识疾病，指导患者饮食，帮助患者制订起居作息表，合理进行体育锻炼，以转移其消极心境。指导患者进行自我调节，使患者保持良好的心理状态，从而缓解焦虑恐惧的心理，若出现睡眠障碍，可遵医嘱服用改善睡眠的药物。③悲观、失望心理：冠心病后期，并发心衰、心律失常等症，且症状易反复出现或加重，治疗效果不佳，生活质量下降，易使患者产生悲观失望的心理。应加强与患者的沟通，及时了解患者的心理状态，帮助患者重新树立生存信心，对有严重精神障碍者给予药物治疗。

（二）饮食养生调理

食物是人体生命活动的物质来源，是维持人体生长发育，进行各种生理活动，保存生命不可缺少的条件。冠心病是一种常见的心血管疾病，其发病的危险因素如高血压、高脂血症等均与饮食密切相关。因此，结合中医食疗保健，做好冠心病患者的饮食调护，对预防发病、延缓疾病进程、减少并发症等具有重要的作用。

1. 粥类

玉米粉粥：玉米粉 50 ~ 100 g、粳米 100 ~ 150 g。将粳米洗净加适量水煮至九成熟，加入事先以冷水调稀的玉米粉调匀，倒入锅中以文火煮至米开粥稠。该粥具有健脾和胃、益肝宁心的功效，一般冠心病患者均可食用。仙人粥：何首乌 30 ~ 50 g、粳米 100 ~ 150 g、红枣 3 ~ 5 枚、冰糖适量。先将何首乌、红枣和粳米放入砂锅内，加水适量，煮成粥后加入冰糖，拌匀即可食用。该粥具有补肝肾、健脾胃、乌须发的作用，适用于合并有高血脂、须发早白的冠心病患者。

2. 菜肴类

芹菜炒瘦肉：芹菜 150 g、瘦肉 50 g，调味品适量。此菜具有清热除湿、通便润肠的功效。研究表明，芹菜具有明显的降压、降脂作用，适用于胸闷心烦，头目眩晕，大便秘结，伴有高血压、高脂血症的冠心病患者。冬瓜香菇菜：冬瓜 200 g、香菇菜 50 g，调味品适量。此菜具有下气消痰，利水渗湿，降脂减肥的作用。适用于胸闷气喘，体形肥胖，小便不利的冠心病患者。

（三）中医内治法

1. 汤剂类

冠心病患者，一般可表现为“正虚为主，夹有邪实”的病机特点，中医证型以气虚血瘀和气虚痰瘀为主，气滞血瘀、痰瘀痹阻、心血瘀阻、心肾阳虚、气虚血瘀、气阴两虚是稳定型冠心病临床常见分型。“气不足者，邪必凑之”，其调理原则为以扶正为主，祛邪为辅，中医多采用温通心阳、活血化瘀、益气化痰、行气养阴类中医药对稳定型冠心病进行辨证论治，经典方剂包括《内外伤辨惑论》中的生脉散、《金匮要略》中的瓜蒌薤白半夏汤、《六因条辨》中的黄连温胆汤等。

笔者认为，稳定型冠心病的病位在心，与肝、脾、肺、肾相关，但与肾关系最为密切。五脏可及心，心亦可及五脏，治疗时需五脏兼顾，气血阴阳并调，恢复“阳平阴密”。以心肾阳虚（气虚）为本，痰饮、水湿、瘀血、气滞、寒凝、郁积、毒邪为标，属于本虚标实之证，其中痰、瘀、滞是主要的病理产物，也是重要的致病因素；而瘀血贯穿疾病始终，治疗过程中以化瘀、祛瘀为主。

气虚血瘀证治宜益气活血、化瘀止痛，代表方为补阳还五汤加减。笔者认为，补气即补心、脾、肾三脏之正气，临证时需观察以何脏虚损为主，补心气以吉林参、红参为主，心气虚重者可用高丽参；补脾气以党参、白术为主，补脾不忘加用茯苓、猪苓等健脾利湿之品；补肾气则以巴戟天、红参为主；大补元气则重用黄芪；若患者兼有畏寒、乏力、四肢不温等阳气不足的征象则可加用附子、干姜以温补肾阳。

痰瘀互结证治宜活血化瘀、化痰降浊，代表方为逐瘀化痰汤加减。笔者认为，宗气的生成直接关系到一身之气的盛衰。《灵枢·邪客》载："宗气积于胸中，出于喉咙，以贯心脉，而行呼吸。"一方面，宗气上出于肺，循喉咙而走息道，推动呼吸；另一方面，宗气贯注心脉，推动血行。胸痹日久生瘀，气虚血瘀，不荣、不通均导致胸痛，以黄芪补宗气。

气阴两虚证治宜益气养阴、活血通脉，代表方为生脉散加减。笔者认为，口干欲饮、阴虚明显者，可加葛根、天花粉；舌苔黄腻、大便秘结、痰热较盛者，可加大黄、枳实；头晕耳鸣、头痛头胀、肝阳上亢者，可加菊花、珍珠母。失眠多梦、心烦急躁、心神不宁者，加炒酸枣仁、合欢皮、首乌藤、生龙牡。

心肾两虚证，偏于阴虚者，治宜滋阴清火、养心和络，代表方为炙甘草汤加减；偏于阳虚者，治宜温补阳气，振奋心阳，代表方为参附汤合右归加减。笔者认为，阳虚不能助血运行，血停为瘀，故佐以活血、化痰、行气之品，如丹参、赤芍、当归、橘红，使正气渐胜，而邪气渐祛。

2. 茶饮类

（1）何首乌荷叶茶：何首乌 10 g、荷叶 5 g、决明子 5 g，沸水冲泡，代茶饮服。该茶具有补肾平肝，祛痰化浊的功效。适用于形体肥胖，嗜食油腻，胸闷口淡的冠心病患者，特别适用于大便干结的患者。

（2）双花茶：红花 3 g、菊花 3 g、净山楂 5 g、大枣 5 g，沸水冲泡，代茶饮服。该茶具有活血祛瘀、健脾化浊的功效。适用于胸闷胸痛，心慌气短，肢体沉重的冠心病患者，特别适用于大便干结的患者。

（四）中医外治法

中医外治法泛指除口服药物外，通过其他一些途径将药物施于体表或从体外进行治疗的一种方法。如针灸、推拿按摩、穴位贴敷等中医外治法也在稳定型冠心病患者临床治疗中应用，其疗效得到医师及患者的一致认可。中医学中针刺膻中可补心气，活血化瘀，主治心悸、胸痛；气海是先天元气汇聚之处，可补元气，亦可调摄、疏利下焦；内关为八脉交汇穴，可理气止痛、宁心安神；血海可化血为气，运化脾血。诸穴合用，养心血，调节心气，在稳定型冠心病治疗中具有一定疗效。

二、运动调理

运动是生命特征，也是生命存在的条件和表现。动使气血流畅，生机活泼。《吕氏春秋·尽数》载："流水不腐，户枢不蠹，动也，形气亦然。"华佗曾言："动摇则谷气得消，血脉流通，病不得生。"对某些疾病，药物不能代替运动。应顺四时养生，根据不同季节的变化规律，选择不同的锻炼方法以练形体。锻炼当以主动锻炼为主，以达到运动养生的目的。冠心病患者，因治疗中应用了大量抗血小板药物，易出现出血倾向，应尽量避免活动量大的体育锻炼，以免运动外伤造成出血不止。运动强度应根据运动试验的最大心率来确定，从低强度小运动量开始，循序渐进，步行是冠心病患者最适宜的运动方式。待病情稳定后，方可增加步行距离或进行慢跑等较大强度运动，以不感到过度疲劳为原则。一方面，运动可增强心脑功能，增加冠状动脉血流和建立侧支循环。锻炼要循序渐进和持之以恒，切忌操之过急。另一方面，规律性运动有助于保持冠脉管腔通畅，并促进缺血区心肌侧支血管生长。患者应避免长期卧床、静坐。

根据《内经》"春夏养阳，秋冬养阴"之原则，病情好转后，在夏季进行适当身体锻炼，动静结合以养阳。秋冬季以上午 09：00~11：00 为宜进行散步活动，静动结合以养阴，促进健康恢复，减少发作。除此以外，运动前后还需注意以下几点：①冠心病运动前要避免情绪激动。因精神紧张激动均可使血中儿茶酚胺增加，降低心室颤动阈，运动后可有诱发室颤的危险。②运动前不宜饱餐。因进食后人体血液供应重新分配，流至胃肠血量增加，心脏供血相对减少，易引起冠状动脉相对供血不足，从而发生心绞痛。③冠心病患者运动时应避免衣着太厚，影响散热，增加心率，进而使心肌耗氧量增加。④冠心病患者运动后避免马上洗热水澡。因为全身浸在热水中，全身血管扩张，使心脏供血相对减少。⑤冠心病患者运动后应避免吸烟。因心脏有一个运动后易损期，吸烟易使血中游离脂肪酸、儿茶酚胺升高，加上尼古丁的作用更易诱发心脏意外。

中医养生注重天人合一，形神一体，强调阴阳平衡、气血调和。冠心病患者若能遵循中医养生方法，做到顺应四时，形神两调，保养脾胃，运动肢体，防御外邪，则可产生强壮脏腑，扶正同本，防病抗衰的积极作用。

第四节　高脂血症的防治与调理

随着生活条件的改善，饮食种类的丰富，高脂血症的患者也日益增多，发病已不仅限于中老年人，而且呈现“年轻化”的趋势。血脂异常是冠心病、脑卒中等心脑血管疾病的重要危险因素，且高脂血症患者发生高血压、糖尿病等慢性病的概率是健康人的 15 倍，亟须早期干预和规范治疗。那么，在生活中究竟如何预防及调护高脂血症呢？

一、高脂血症概述

高脂血症是指脂肪代谢或者运转异常使人体血液中的血脂含量超出正常范围的疾病，表现为血中胆固醇和（或）甘油三酯过高或高密度脂蛋白过低，可分为原发性和继发性两大类型，其中原发性高脂血症的发病机制与饮食、药物以及遗传因素相关，而继发性高脂血症的发病机制主要是因为肌体出现糖尿病、高血压、甲状腺功能低下等代谢性疾病，以及酗酒、吸烟、肥胖超重、精神紧张等多种外在因素。

在血液检查中，与高脂血症相关的4个关键指标分别是低密度脂蛋白胆固醇、高密度脂蛋白胆固醇、甘油三酯和总胆固醇。甘油三酯和总胆固醇是导致动脉硬化的危险因子。另外，血脂报告中还会有低密度脂蛋白、载脂蛋白B、高密度脂蛋白、载脂蛋白A1的检测值。其中，载脂蛋白A1反映高密度脂蛋白的情况，载脂蛋白B反映低密度脂蛋白的情况。脂蛋白负责运输脂质，高密度脂蛋白把外周组织中的胆固醇运输回肝脏或其他组织后进行再分布，使周围血管内的胆固醇降低，可以防止动脉硬化，所以又称“好胆固醇”。低密度脂蛋白把胆固醇运送到肌体外周组织，在血管内皮细胞下形成堆积，破坏了正常的血管内皮细胞，最终导致动脉硬化，所以又称“坏胆固醇”。因此，在数值上高密度脂蛋白越高越好，低密度脂蛋白越低越好。多数高脂血症患者无典型症状，常常在体检或有并发症时被发现，因此常规健康体检是血脂异常检出的重要路径。目前，建议年龄40岁以下的人群应每2~5年测量一次空腹血脂；40岁及以上人群需每年监测血脂水平；有冠心病、脑血管病、高血压、动脉粥样硬化、糖尿病、超重、吸烟、皮肤黄色瘤的患者，以及有冠心病或动脉粥样硬化、高脂血症家族史的人群应每3~6月测量一次血脂。

二、高脂血症的防治

在出现脂代谢紊乱时，需要进行降脂治疗，其措施包括生活方式干预和药物治疗。

（一）健康教育

家属的积极参与和有效监督是落实高脂血症健康管理的重要保障。通过系统化的健康教育，应当实现四个层面的目标：首先，提高疾病认知和治疗依从性，通过阐明高脂血症的危害和规范治疗获益，结合社区典型案例，促使患者主动接受管理和治疗；其次，掌握规范防治技能，引导患者在治疗过程中践行健康生活方式，合理用药并监测不良反应，同时坚持定期复查；再次，早期识别心血管并发症，针对我国高脂血症患者治疗现状，指导患者学会观察预警症状并定期接受心血管相关检查；最后，建立长效参与机制，让患者及家属全面了解防治内容和方法，对照具体目标在日常管理和治疗中持续落实。这种全方位的健康教育模式能够有效提升高脂血症的防治效果。

（二）生活方式的调理

1. 调畅情志

精神紧张容易造成体内气机升降失调，从而使代谢废物排出困难，导致血脂偏高，所以要保持良好的情绪和心态，做到精神内守，心情愉悦。

2. 规律作息

经常入睡晚和日夜颠倒的人发生肥胖的概率会明显增多。因此，应避免熬夜，养成良好的作息规律。

3. 戒烟限酒

吸烟和饮酒是高脂血症的危险因素，其中吸烟还是动脉粥样硬化的危险因素。尼古丁会干扰多种抗高血压药物的代谢机制，从而影响药物疗效。

4. 适当运动

规律、适当的体育运动可改善脂质代谢，增加心脏和血管的储备功能。建议高脂血症患者每周进行 5～7 次中等强度的体育锻炼，包括快走、慢跑、游泳、爬山、跳舞、太极拳和球类运动等，每次持续 30 分钟左右。

5. 合理膳食

俗话说，高脂血症是“吃”出来的病，合理膳食是预防高脂血症的关键。

（1）注重“比例”，控制蛋白质的摄入。根据膳食营养理论，应按照蛋白质占比 10%～15%，碳水化合物占比 55%～65%，脂肪占比 20%～25%的标准制订科学营养食谱。“碳水”最好是杂粮饭。碳水化合物每日摄入量为 225～300 g，米饭最好是掺杂了各式杂粮豆类的杂粮饭。蛋白质摄入控制在每日 20～30 g。患者情况日益好转时，蛋白质的每日摄入量可增加，但需要控制总摄入量在 60 g 以下，优先选择鱼类、精肉类优质蛋白。

（2）注意钠钾平衡，少糖饮食。尽量多食用莴笋、苦瓜、茄子等低钠蔬菜。多食用黄瓜、南瓜、叶菜类低糖食物，并适当地补充无机盐与维生素。日常也要注意膳食纤维的补充，膳食纤维可以帮助患者减少对胆固醇的吸收。富含膳食纤维的食物包括燕麦、荞麦、红豆、绿豆、芸豆、大豆和各类豆制品（不包含油炸豆制品）等。高脂血症患者有消化道出血病史，要限制服用难以消化、生冷、刺激性较强的食品。

（3）注意脂肪摄入来源的多样性。控制脂肪的摄入，全天各种食物来源的脂肪摄入量（包括烹调油、动物性食品及坚果等食物中的油脂）控制在 40～55 g，烹调用油为 25～30 g（约 3 小勺）。优先选择植物油、深海鱼等“好脂肪”。

（4）多食新鲜蔬菜水果。推荐每日摄入蔬菜 500 g 左右，优选深色蔬菜，如紫甘蓝、西蓝花、菠菜、油麦菜、芥蓝、番茄、胡萝卜等。新鲜水果每日推荐摄入 200～350 g，优选热量低的水果，如苹果、梨、草莓、蓝莓、桑椹等。

三、高脂血症的药物治疗

目前，临床上普遍选用的调脂药物主要有降胆固醇类药物，包括他汀类、胆固醇吸收抑制剂等，以降甘油三酯为主的药物，包括贝特类、烟酸类等；以及其他新型降脂药物，如 PCSK9。

1. 他汀类药物

他汀类药物能显著降低血清总胆固醇（TC）、低密度脂蛋白胆固醇（LDL-C），轻度降低血清甘油三酯水平并升高高密度脂蛋白胆固醇（HDL-C）水平。他汀类药物治疗可降低全因死亡 9%，心肌梗死 29%，以及脑卒中 14%，是治疗血脂异常和预防动脉粥样硬化性心血管疾病发生与发展的一线药物。常用的他汀类药物包括阿托伐他汀、瑞舒伐他汀、氟伐他汀、洛伐他汀、辛伐他汀等。不良反应主要包括肝肾功能异常、肌痛、肌炎、横纹肌溶解等，需注意用药前后查肝肾功能并定期随诊。

2. 胆固醇吸收抑制剂

常用药物有依折麦布和海博麦布，主要用于治疗混合型高脂血症，可单用，也可联合他汀类药物。不良反应轻微，主要为一过性头疼和消化道不适，禁用于妊娠期和哺乳期女性。

3. PCSK9 抑制剂

PCSK9 抑制剂通过将异性抑制 PCSK9 蛋白活性，有效阻断低密度脂蛋白受体降解过程，从而提高 LDL-C 清除能力。目前，获批上市的有依洛尤单抗和阿利西尤单抗，主要降低 LDL-C 血症。最常见的不良反应包括注射部位发痒和流感样症状。

4. 贝特类药物

通过激活过氧化物酶增殖物激活受体 α 和脂蛋白脂酶，降低血清甘油三酯和升高 HDL-C 水平，适用于高甘油三酯血症和以甘油三酯升高为主的混合型高脂血症，禁用于肝肾功能不全、妊娠期或哺乳期妇女和儿童。

5. 烟酸类药物

也称维生素 B3，大剂量应用有降低 TC、LDL-C、甘油三酯及升高 HDL-C 的作用。常见的不良反应包括颜面潮红、皮肤瘙痒、皮疹、肝损害、高尿酸血症等。慢性活动性肝病、活动性消化性溃疡和严重痛风者禁用。

降脂的同时需监测血脂变化。一般非药物治疗后 3~6 个月复查血脂，如血脂水平得到控制，继续进行生活饮食管理，隔 6 个月至 1 年再次复查，情况稳定可延长至每年复查。服用降脂药物后，需要在 4~6 周时复查血脂、肌酸激酶和肝功能。如血脂下降达到目标值，无不良反应，可过 3~6 月再进行复查；如治疗 1~3 个月后疗效不佳，需要在医师指导下调整用药。在药物治疗时，注意有无肌肉疼痛、无力、发热等症状，监测谷丙转氨酶、谷草转氨酶，若超过正常上限值 3 倍，应暂停给药。停药后，继续每周复查肝功能直至恢复正常。如果发现血肌酸激酶升高超过正常上限值 5 倍则也应停药。

四、高脂血症的中医调护

虽然西药的降脂作用明确，应用后能对血脂的水平起到较好的控制，但停药容易反弹，长期使用会有不同程度的不良反应，因此很多患者往往会有顾虑。中医学认为，高脂血症属于“痰浊”“血浊”“瘀”范畴，病因多样，病机复杂，主要是由于气机不畅，肝、脾、肾等脏腑功能失调，导致摄入的营养物质不能正常代谢，反而化生成痰、湿、瘀、气滞等瘀阻脉络。近年来，中药、针刺、艾灸、气功、食疗等中医疗法在高脂血症的治疗领域里有明显的优势，降脂中成药血脂康、脂必泰等也被广泛应用于临床治疗。现代研究表明，红曲、山楂、绞股蓝、决明子、三七等很多中药具有降脂作用，根据不同症状表现在中医的辨证施治理论下选用不同的方药治疗高脂血症的疗效确切、持续且不良反应小。

若平素肥胖，嗜食肥甘厚腻，症见头昏口苦、涎多口黏、胸痞脘闷、肢麻步沉，舌淡苔厚腻，脉弦滑，属“痰湿”型，治疗以健脾为本，可选用二陈汤、平胃散等方加减。

若精神易紧张，情绪抑郁，易怒，症见胸胁胀满痛、口苦、腹胀、嗳气，舌苔薄白，脉弦等，属“肝气郁滞”型，治疗以疏肝理气为主，可选用柴胡疏肝散、逍遥丸等方加减。

若年长体虚，体型正常甚至偏瘦，症见耳鸣眩晕、多梦失眠、腰膝酸软，舌质红苔薄或苔少，脉细，属“肝肾亏虚”型，治疗以滋补肝肾法为主，可选用杞菊地黄丸或金匮肾气丸加减。

若肢体关节处出现暗黄色瘤，伴心胸刺痛，脘痞胸闷，舌色紫暗，见瘀点瘀斑，苔腻白，脉弦滑涩，属“痰瘀浊阻”型，治疗以祛痰化瘀为主，可选用二陈汤、血府逐瘀汤等方加减。

此外，中医的许多外治疗法可以调节人体功能、改善气血运行、调整阴阳平衡，具有有效、安全、灵活、简便等特点，可作为血脂异常的长期治疗手段。例如，针刺配穴、磁针疗法、耳穴压豆、穴位埋线、按摩、艾灸、中药贴敷、熏蒸等都被证实可以改善血脂水平，且能多靶点协同调整机体内环境，降低血黏度、血液高凝状态，抗动脉硬化，抑制炎症反应，改善内皮功能，减少复发，预防并发症发生。

笔者在总结古人对肥人、膏粱之人的病理特点及当今各大家研究的基础上，认为痰湿体质是高脂血症的“体质土壤”。痰湿体质是由于人体脏腑阴阳长期偏颇，痰湿黏滞重浊，形成以形体多肥胖，腹部肥满松软为主要特征的一种体质类型。痰湿体质之人，表现为痰多、胸闷、易困倦等临床症状。痰瘀阻络是痰湿体质相关的高脂血症的病机关键。痰湿体质人群血液呈“浓、黏、聚、凝”的高黏状态。血液低流动性、高聚集性的血液流变学、甲皱微循环的变化，与中医血瘀的病理相契合，这又反映了痰湿物质的客观存在。因此，痰中挟瘀、痰可致瘀，痰浊、瘀血是痰湿体质中客观存在的病理基础，贯穿于高脂血症的发生与发展的全过程，或痰浊、血瘀内生，或二者胶结存在。络脉细窄，迂曲而行，痰瘀之邪阻滞络脉的气血运行，最易发生络脉病变。络脉为病，搜除不易，且迁延难愈，高脂血症患者即病久入络脉。故化痰、祛瘀、通络是调治高脂血症的重要方法。如山楂荷叶茶：净山楂 5 g、荷叶 3 g、绞股蓝 3 g、决明子 3 g、灵芝 3 g，沸水冲服，代茶饮服。该茶具有健脾除湿、化痰散瘀之效。适用于形体肥胖，嗜食油腻，气短乏力的患者。

了解了高脂血症的相关知识后，就明白了它很大程度上是“吃出来”和“懒出来”的。只要坚持“管住嘴、迈开腿、吃对药、合理调”，相信一定能摆脱高脂血症的困扰，活出健康自在的人生。

第十二章 中医养生常识

第一节　心系疾病的三伏贴疗法

《素问·四气调神大论》载：“夫四时阴阳者，万物之根本也，所以圣人春夏养阳，秋冬养阴，以从其根，故与万物沉浮于生长之门。”“冬病夏治”是我国传统中医药特色疗法，它是根据“春夏养阳、秋冬养阴”的原则，依据“天人合一”的理论，于一年之中最热的时候在人体的穴位上进行药物贴敷，以治疗一些冬季易加重的慢性病。三伏天人体气血旺盛，腠理开泄，此时贴敷，药力更易直达脏腑，可达到激发正气、提高抗病能力的目的，对于一些冬天阳气虚弱时好发的慢性病而言，在夏天阳气旺盛而未发病时通过中药贴敷等方法进行治疗和调理，能显著减轻在冬季发作时的症状和病情，从而促进病情好转。

心血管疾病以多痰、多淤、多虚为常见，每于秋冬季节天气寒冷损伤阳气，更易生痰留瘀而致疾病反复发作、迁延不愈。三伏贴遵循“春夏养阳”“天人合一”原则选用具有温补阳气、温经散寒、化瘀通络、化湿升清等功效的中药敷贴，贴于心俞、肺俞、肾俞、膻中、内关、足三里等穴位，扶正祛邪，提高机体免疫力，缓解秋冬季节病情反复发作或加重，以达到未病先防、既病防变的目的，从而提高患者生活质量。

一、三伏贴

1. 药物组成

党参 30 g、黄芪 30 g、丹参 30 g、红花 30 g、炮附片 30 g、商陆 30 g、葶苈子 30 g、三七 15 g。

2. 使用方法

上药研磨成粉，用新鲜的生姜汁调匀成膏状，取适量置于治疗贴上，敷贴于穴位。

3. 使用时间

从三伏天第一天开始进行敷贴，隔日敷贴 1 次，每次敷贴 4~6 小时，直至出伏，敷贴时间可以根据个体差异进行适当调整。

4. 适用疾病

心悸（心律失常）、胸痹（冠心病）、眩晕（高血压病）、心衰病（慢性心力衰竭）。

二、三伏的由来

东汉刘熙《释名》载："伏者，金气伏藏之日也。金畏火，故三伏皆庚。四气代谢，皆以相生。至立秋以金代火，故庚日必伏。"五行学说认为，自然界的万物都由木、火、土、金、水五种元素构成，而我们的四季春、夏、秋、冬则分别对应五行当中的木、火、金、水四中元素。其中，木生火，火克金，也就是说夏季的火是克秋天的金的，这样秋天就不敢出来，需要"伏藏"起来，这就是"伏"的由来。

"三伏天"的"伏"就是指的是"伏邪"，即要伏"六邪"中的暑邪。所谓"伏"就是表示阴气受阳气所迫藏伏在地下的意思，亦指天气太热，宜伏不宜动之意。"六邪"来源于大自然的六气，为风、寒、暑、湿、燥、热。正常情况下，六气组成大自然。人体亦有六气，若六气过盛，而表现出对人体有害的一面，即为六邪。

实际上，夏秋虽为火金相克，但其中也蕴藏有相生的关联。我国古代曾将农历的六月定义为“长夏”。长夏是中医术语，最早见于《内经》，古代亦称季夏，即夏季最后一个月。长夏的概念并非节外生枝，而是为了使季节的变化与人体的五脏之气相对应，与天人合一学说相吻合。按中医学说，春季对应肝脏，夏季对应心脏，长夏对应脾，秋季对应肺，冬季对应肾。

长夏属于土元素，这样的话一年就有了五个季节，这五个季节连起来即为相生的关系（火生土、土生金），而长夏这段时间也基本对应人们常说的“伏”天，这是伏的一个时间概念。

三、伏天的计算

“夏至后三庚为初伏，第四庚为中伏，立秋后初庚为末伏”。即“从夏至日”开始往后数，数到第三个“庚日”便开始入伏了。这里的“庚日”指古代的“干支纪日法”中带有“庚”字头的那一天。三伏有初伏、中伏和末伏之分，它的日期由二十四节气和干支纪日的日期相配合决定。因为每个庚日之间相隔10天，所以初伏、末伏规定的时间是10天。中伏天数则不固定，这是因为当夏至与立秋之间出现4个庚日时中伏为10天，出现5个庚日则为20天，所以“中伏”到“末伏”有时为10天，有时为20天。这就造成了有的年份三伏天为30天，有的年份因为中伏多了10天，三伏天加起来有40天。

四、三伏养生

首先，要注意防暑降温，尽量避免中午阳光最强或温度最高的时候外出，必须外出时带上遮阳伞。其次，注意饮食调节。暑热当头，人们往往食欲不振、疲乏无力，不注意还会发生中暑。为祛暑热，此时节大家可注意饮食调理，要以清淡为主，早、晚食粥，午餐喝汤，日常多食小白菜、生菜、西瓜、香瓜、猕猴桃等清热解暑的鲜蔬和鲜果。最后，注意补水保津液。大汗泄气，不但损津液导致咽干口燥、口苦，也损气，让人出现困乏等状态。因此，要注意减少外出和及时补水。除了多喝水之外，也可以通过饮食摄入水分，多进食汤、羹、粥等水分较多的食物。

第二节　冬病夏治的原理与应用

冬病夏治是中医对冬季容易发生或加重的疾病，借助夏季自然界气温高、人体阳气充沛的有利时机，进行针对性治疗以补充人体元阳、消除寒积、调整人体阴阳平衡，提高机体的抗病能力，从而使冬季易发或加重的疾病减轻或消除的一种方法。冬病夏治起源于中医学“天人相应”“天人合一”的传统思想和“春夏养阳”“长夏盛冬”的传统理论，是中医时间医学与整体观念的结合。中医认为，人体之阳气“生于春，长于夏，收于秋，藏于冬”，冬季人体阳气下降到最低点，机体容易遭受寒邪侵犯，导致身体机能下降，引发疾病；而寒邪积久不散更伤阳气，会导致“阳虚内寒”。同样，患者体质在这一时期也处于低潮期，接受外界治疗能力处于“不佳时期”，见效缓慢。而在夏季，天气炎热，尤其是三伏天，人体阳气旺盛，利用这一有利时机治疗某些“阳虚寒性”疾病，能最大限度地祛风散寒，祛除体内沉痼，补益人体阳气，调整人体的阴阳平衡，预防旧病复发或减轻其症状，并为秋冬储备阳气，令人体阳气充足，至冬季则不易被寒邪所伤。因此，冬病夏治的核心思想是通过调整人体的生理机能，达到预防和治疗冬季疾病的目的。

一、“冬病”有哪些?

冬病，指冬季易发作或加重的疾病。这类疾病的特点是遇寒易发或易加重，遇暖易减轻。冬病患者大多为“阳虚体质”，即平素喜暖、畏寒肢冷、手足不温、舌淡面白、小便清长、大便溏泄等阳气不足表现。

冬病最多见于呼吸系统疾病，如慢性鼻炎、慢性咽炎、支气管哮喘、慢性支气管炎、慢性阻塞性肺病等。为什么呼吸系统疾病最常见呢？因为人体肺脏通过鼻、气道与自然界直接相通，我们每天昼夜呼吸 2 万余次，外界空气的冷暖、燥湿等环境变化直接影响着我们的肺脏功能。一旦肺有疾病，肺脏的防御功能降低，呼吸系统不能耐受外部环境的变化，就容易出现咳嗽、咳痰、喘息等症，所以呼吸系统的疾病易在冬病发作。其他，如慢性胃炎、关节炎、部分妇科疾病、慢性皮肤病也属于冬病范畴。需强调，这些疾病必须由中医师通过“望、闻、问、切”的诊疗方法，分辨出确实属于中医“阳虚体质”的“寒”性特征，才符合冬病范畴，才能运用“冬病夏治”的方法治疗。

此外，慢性心力衰竭也是冬病典型病种。笔者认为，慢性心力衰竭的最根本病机为心气不足、心阳亏虚，病理上以“虚、瘀、水”的恶性演变为主，总体治疗原则为补气温阳，活血利水，兼顾阴津。因此，三伏贴也适用于治疗慢性心力衰竭。通过多年临床经验总结出三伏贴在减少慢性心力衰竭患者的冬季发病次数、发病时的症状方面取得了很好的疗效。药物组成：党参 30 g，黄芪 30 g，丹参 30 g，红花 30 g，炮附片 30 g，商陆 30 g，葶苈子 30 g，三七 15 g。使用方法：上药研磨成粉，用新鲜的生姜汁调匀成膏状，取适量置于治疗贴上，敷贴于膻中、神阙及双侧内关、心俞、厥阴俞、肾俞等穴位。使用时间：从三伏天第一天开始进行敷贴，隔日敷贴 1 次，每次敷贴 4~6 小时，直至出伏，敷贴时间根据个体差异可以进行适当调整。

二、“夏治”方法

夏治，即夏季治疗。夏季是一年当中最热的季节，也是阳气最充沛的季节。此时，借助自然界阳气去治疗“冬病”，可达到事半功倍之效。夏治方法，传统上包括中药内服、穴位贴敷、针灸、刮痧、药膳等方法。其中，穴位贴敷疗法历史悠久，备受推崇。清代张璐《张氏医通》卷四有“哮证多属寒包热邪，所以遇寒即发，喉中水鸡声，有积痰在肺络中，必用吐法以提散之，不可纯用寒凉，常须兼带辛散……冷哮灸肺俞、膏肓、天突，有应有不应，夏月三伏中，用白芥子涂法，往往获效”的记载。后世医家在继承前人经验的基础上，发扬传统医学特色，结合现代技术发展，制作成简便的“穴位贴敷”，加以临床应用和推广。“穴位贴敷”是将中草药熬成膏药、油膏或将药物赋形做成药饼，贴敷于人体体表的特定部位，刺激穴位，激发经气，使药物成分渗透吸收，发挥治疗作用。夏季最热的时间是三伏天，此时自然界阳气最旺，人体腠理开泄，“阳盛于外而虚于内，故当养其内虚之阳，以助生长之能”。也就是说，这个时候借助自然界的阳气加上贴敷药物刺激穴位，使气血调和、经络通畅，起到联合治疗作用，以取得最佳疗效。所以“三伏贴”成为普及最广的“夏治”疗法之一。“三伏贴”常在每年盛夏时节，农历三伏天（我国历法气候规律规定：夏至后第三个庚日开始为头伏，第四个庚日为中伏，立秋后第一个庚日为末伏）期间使用，每两次之间间隔 7~10 天，3~4 次为一个疗程（与当年伏天次数一致）；连续 3 年为一个治疗周期。

三、如何进行冬病夏治

首先，了解患者的体质和病情是关键。要根据患者的具体情况，制订针对性的治疗方案。如果患者所患的疾病为慢性的“冬病”，体质属于“阳虚体质”，就属于冬病夏治的治疗范畴。一定要切记，不是所有的疾病都可以通过冬病夏治进行治疗，如果疾病和体质本身不符合，盲目跟风治疗就会南辕北辙，不仅不能治疗疾病，而且会由于过用助阳之品，耗伤阴液，引发其他疾病。

其次，不同的冬病夏治方法有不同的适用人群，应该根据不同的体质、不同的疾病种类，慎重选择治疗方法，因人而异。如果是养生防病，通过膳食、运动等非药物方法就可以达到，饮食上注意营养均衡，避免食用寒凉食物，多吃温性食物。运动上，在做好防暑的前提下，推荐“薄汗”的有氧运动，比如太极、八段锦、五禽戏等轻运动。如果是慢性病治疗，则需要由中医师根据疾病情况和体质状态选择方案，如中药（丸、散、膏、丹、汤）服用及穴贴等方法。

最后，因为冬季易发疾病在夏季本来症状就不明显，或者根本没有症状，所以治疗后的效果也要等到冬季才能显现出来。一些抱着试试看的心情去医院尝试的患者，在不能看到立竿见影的疗效后，就放弃坚持治疗，这种行为并不可取，反而可能导致疾病迁延难愈。体质的改变和慢性病的治疗，需要医患长期的配合才能达到满意效果。

冬病夏治是我国传统中医药的特色疗法，也是一种重要的养生保健方法。人们普遍认为冬病夏治是未病先治，只要对冬天容易发作或加重的疾病在夏天治疗即可，无须辨证论治，自己在家也可以操作。但是这其中存在很大误区，并非所有的人群、所有慢性病都适合冬病夏治。那么，冬病夏治有哪些注意事项呢？

1. 特殊人群需警惕

如3岁以下幼儿、孕妇或皮肤有创伤、破溃或皮肤易过敏者，以及皮肤长有疱、疖和瘢痕体质者，均不适合使用冬病夏治贴敷疗法。

2. 热盛患者需当心

笔者认为，实热或阴虚火旺体质，表现为口干舌燥、喜凉恶热、偏食寒凉食物、小便色黄量少、大便干结，舌红，苔黄或黄腻，脉数。即我们常说的容易“上火”者，素体阳气偏盛、阴液亏虚，若以辛温发散之药，则会使阴液进一步亏耗，加重患者之“热”象者，不宜使用。

3. 治疗前后需注意

治疗前不应空腹或者处于过饥、过饱、过劳、醉酒等状态，防止在治疗过程中出现晕厥等情况。治疗当天不宜洗澡或游泳，且应远离空调环境；不宜出入温差较大的环境，出行前多带一件薄外套，适当保护贴敷部位。另外，还需调畅情绪，避免大喜大悲，避免情绪过于激动、烦躁、悲伤或抑郁。治疗当日宜进行轻松、宁静、简单的出行安排，贴敷治疗后应避免剧烈运动或汗出较多的体育运动，以避免贴敷过早脱落，影响治疗效果。

4. 饮食调理需有法

古人云：“冬吃萝卜夏吃姜。”意为饮食应适应季节之寒温，禁饮冰凉以防中伤脾阳，多食当季果蔬以生津化液。还要少吃冷饮、辛辣等刺激性食物，戒食鱼虾、海鲜等易致过敏的食物。

5. 作息规律勿“贪凉”

夏季气温炎热，不少年轻朋友喜欢长时间待在室温低于20 ℃的空调屋中。但殊不知，夏季更应注意保暖，以养人体之阳气。户外运动可助阳生气，在运动锻炼上要“无厌于日”，坚持户外运动，舒展筋骨肌肉关节，激发体内生发之阳气，畅达气血之运行。但也要注意运动适度、循序渐进，勿过激损阳。同时，培养良好的作息习惯，保证充足睡眠，不要通宵熬夜、贪睡赖床。

6. 皮肤“起泡”不要怕

“三伏贴”是中医“冬病夏治”的代表疗法，在制作过程中经常使用一些辛温发散力强的药物，在贴敷过程中可能会造成皮肤的灼热或起泡等，这属于正常现象。一般成人贴敷时间建议在 4~6 小时，如果贴敷后局部感到灼热难忍，应当即刻将膏药揭除。取下药膏后如出现灼痛，可局部涂抹万花油、烫伤膏等，切忌外用刺激性药物。如果贴敷皮肤出现水泡，应注意保护好创面，避免抓破引起感染。个别局部刺激反应明显者，应终止治疗，及时到医院就诊。

7. 老年人需医师指导

由于夏季天气炎热，毛孔处于开放状态，三伏贴药物更容易渗透进入皮肤，因此刺激穴位的作用相对比较强。老年人多合并有慢性基础性疾病，如糖尿病、周围神经病变、心脑血管病变等。特别是血糖控制不理想、皮肤对疼痛刺激不敏感者，一旦出现皮肤起疱或破溃，如果护理不当，很容易造成皮肤继发感染或伤口愈合困难。因此，这类人群应当在医师指导下和家人陪护下进行贴敷治疗，同时建议适当缩短贴敷时间。更不能因为三伏贴有疗效而擅自停用原本使用的药物，慢性病患者更需要谨遵医嘱用药。

第三节　三七的中医养生妙用

三七为五加科植物三七的干燥根和根茎，载于《本草纲目》，主要含有皂苷类、氨基酸、挥发油类、黄酮类、甾醇类、多糖类等化学成分。三七为我国传统名贵中药材，素有“金不换”“南国神草”之美誉，甘补温通、走守兼备、泄中兼补，因此得到越来越多人的青睐，尤其受到老年人的推崇。

《本草纲目》言三七“能治一切血病”，《本草从新》载：“三七根，止血之神药也，无论上、中、下之血，凡有外越者，一味独用亦效。”本品止血作用广泛，又能化瘀，可用于体内外各种出血兼瘀者，单用本品内服或外敷，即有良效。三七被誉为“伤科圣药”，有止血不留瘀，活血不伤正的特点，用于跌扑瘀肿疼痛。《本草求真》载：“三七气味苦温，能于血分化其血瘀。”三七广泛用于胸痹（冠心病心绞痛）、中风（脑卒中后遗症）、高脂血症、癥瘕、血瘀经闭、痛经、产后瘀阻腹痛等症。

一、用法用量

《药典》用法与用量：3~9 g，研粉吞服，一次1~3 g，外用适量。经验用法与用量：三七粉冲服用量为0.50~11.25 g，入汤剂用量为3~15 g。三七因功效、炮制的差异，在临床应用中应注意以下几点。

1. 双向调节，量效关系不明

中医认为，三七止血与活血力均强，对“血态”具有双向调节作用，临床应用中一般认为小剂量使用表现为止血作用，但具体的剂量范围不明确，有待进一步研究，在临床使用中应多加注意。仝小林院士认为三七为止血要药，小量3~6 g止血，中量6~15 g活血，大量15~30 g化瘀。眼底脉络瘀损所致的糖尿病眼底出血常选用三七配蒲黄、仙鹤草活血止血，三七粉用量多在1.5~6.0 g，三七用量多为3~9 g。

2. 生熟炮制，功效相异

三七炮制前后功效会产生巨大的差异，民间有“生消熟补”之说。生三七善止血化瘀、消肿定痛，多用于治疗瘀血性出血、跌打损伤等；熟三七偏于补虚壮强，多用于气血不足、产后亏虚的虚损患者。罗颂平教授强调妇女崩漏出血期应重视“塞流”，而三七药性平和，有止血不留瘀，活血不伤正的特点，常用三七配地榆、茜草等止血化瘀，三七粉用量多为3 g。

二、药理作用

三七具有显著的止血作用，能缩短出血、凝血时间及凝血酶原时间；具有显著抗凝作用，能抑制血小板聚集，促进纤溶，使全血黏度下降。此外，还有镇痛、抗炎、调节糖代谢、抗肝纤维化、抗心律失常、降血压、抗心衰、抗肿瘤、调节免疫等作用。

三、毒理研究及安全性评价

研究表明，三七是一种较为安全的中药，在《药典》规定用量范围内使用无明显不良反应。不当使用可能导致的不良反应包括：皮肤损害，如全身潮红、皮疹、瘙痒等；消化系统损害，如腹泻、恶心、呕吐、胃部不适等；神经系统不适，如头晕等。

四、鉴别用药

1. 生三七与熟三七

由于炮制方法不同，三七可分为生三七、熟三七。生三七功效以化瘀止血、消肿定痛为主，主要治疗瘀血性出血，跌打损伤，瘀肿疼痛。熟三七善于补虚强壮，多用于虚损劳伤、气血不足、产后亏虚者。概而言之，三七具有“生消熟补”的区别。购买三七时，应根据自身养生保健的需求进行选择。

2. 三七与景天三七

三七与景天三七两者均能化瘀止血、止痛，用于治疗瘀血性出血及跌打损伤。三七化瘀、止血、止痛能力强；景天三七功似三七，但又能宁心安神。若伴有心慌、失眠和心烦不安者，选择景天三七更佳。

3. 用药注意事项

俗话说，鞋合不合适只有脚知道，药合不合适只有病知道，三七不是万能药，并不适合每个人服用。中药配伍使用及中西药联合使用需要辨证论治，结合临床进行个体化治疗。如果正在使用其他药物，用药前需咨询医师，并将所有已确诊的疾病及正在接受的治疗方案告知医师，防止药物的不良反应及配伍禁忌。

（1）三七粉内服可散瘀，以 40 ℃水冲服最佳。

（2）三七粉止血，以外用为主。

（3）经期慎用。因三七具有活血化瘀的作用，经期服用易导致经血过多。

（4）孕妇慎用。因三七活血功效较强，可能会引发流产。

（5）血热妄行者和阴虚内热者慎用。笔者认为，火气偏大或血虚无瘀的患者，不宜长期服用三七，且因三七性温、活血化瘀能力强，恐其助热生火，使病情加重。

（6）10岁以下的儿童不宜长期服用三七粉。虽说长期服用三七粉有增强免疫力的功效，但儿童自身的免疫系统正在发育阶段，若长期服用三七粉，有拔苗助长之过，可能会阻碍儿童自身疫系统的发育。

（7）虽然三七具有调节血压、血糖、血脂的作用，但其功效较弱，无法替代常规降压、降糖及调脂类药物。笔者认为，三七作为治疗“三高”的辅助用药，“三高”患者服用三七应循序渐进，在血压、血糖、血脂稳定之后，再逐渐少服相关药物，不能停服，具体情况应谨遵医嘱服用。不宜过量服用三七。患有高血压、血脂异常等心脑血管疾病的患者，听说三七具有降压、调脂治疗效果，便不遵医嘱擅自加大服用剂量，以期达到立竿见影的效果。但据相关试验表明，人体每天能吸收的三七粉的量是1.5~3.0 g或三七的量是3~10 g，超出部分将被排出体外，不仅发挥不了理想的治疗和预防保健的效果，还可能造成不良的药物反应。因此，无论是服用三七粉或是三七来治病或保健，都应按照科学的用量，遵照医嘱，切勿急功近利。

（8）三七不宜与酸性较强的药物，如维生素C、烟酸、稀盐酸合剂及胃酶合剂等同时服用。在酸性过强的条件下，三七所含的有效成分苷类会被分解为苷元和糖，从而降低药效。

（9）三七不宜与阿司匹林、氯吡格雷、华法林、利伐沙班和达比加群酯等抗栓药物或藏（西）红花等活血中药合用。这些药物需要与三七同时服用时，应谨遵医嘱，并注意三七的用量。因两者活血作用协同，为避免药效的加成，三七的用量应适当减少，并且错开服用时间，建议至少间隔2小时服用较为稳妥。

综上所述，三七作为集止血与化瘀功用于一体的中药，有止血而不留淤、活血而不耗气之优，内服外用皆有效，凡出血或淤肿都可用之，同时经期、孕妇、血热妄行、阴虚内热者应慎用三七。常言道没有万能的药，只有适合治病的药。三七虽好，但请在医师指导下正确服用。

第四节　子午觉的养生智慧

中国传统养生观中颇受称道的“三寒两倒七分饱”，是健康百岁的三大法宝。其中，“三寒”指“倒春寒”“五月寒”和“秋寒”，此间要注意及时增减衣裳；“七分饱”指进食宜饥饱适中；“两倒”指睡子午觉，即每天在子时（23：00～1：00）和午时（11：00～13：00）入睡，主要原则为“子时沉睡，午时小憩”。现代人受限于多方面因素，往往忽视适时睡眠的重要性。为兼顾身心健康和工作效率，仅关注睡眠时长远远不够，其质量更为关键。因此，子午觉作为合乎自然规律的作息方式和养生原则，值得我们认真探索和切实应用。

一、子午觉的睡眠机理

《道德经》载：“万物负阴而抱阳，冲气以为和。”这不仅揭示了世界的基本运动变化及阴阳调和转化的规律，还能很好地指导我们养生。《伤寒论》载：“阴阳自和者，必自愈。”即阴阳和合，方能康复。睡眠是维持人体自身阴阳平衡的基础，其中最关键的是掌握睡子午觉的时机。

中医用阴阳学说把睡眠、觉醒的机理解释得十分透彻。《灵枢·口问》载：“卫气昼日行于阳，夜半则行于阴，阴者主夜，夜者主卧。”又载：“阳气尽，阴气盛，则目瞑；阴气尽而阳气盛，则寤矣。”后一句指人体在白天活动后，逐渐使大脑处于抑制状态，以进入睡眠阶段；经过充足的睡眠，疲劳已经消除，大脑由抑制状态转入兴奋状态，人便从睡梦中醒来。可见，入睡与醒来是阴阳二气消长的结果。

子（意为种子、孕育）时，又名子夜、夜半、中夜，是两天之间的分界点。子时一阳来复，阳气初生，并逐渐增强，直到午时，阳气盛极。同时，阴气始萌，增长到半夜子时达到顶峰。我们可以运用阴阳互根和感应的理论来养生。子时和午时乃阴阳交会之际，分别是人体气血“合阴”“合阳”的时候。

《灵枢·营卫生会》载："日入阳尽，而阴受气矣，夜半而大会，万民皆卧，命曰合阴。"因阴重阳尽，故夜半应深眠。反之，午时阴尽阳重，应小睡以"合阳"。在此天地交泰、阴阳转换的时刻，同步宇宙造化玄机，应时休息，事半功倍，可以使人最有效地消除疲劳，精神焕发。

二、子时、丑时宜酣睡

通常，阳气盛时工作效率最高，白天应尽可能多劳作，待有一定疲劳困乏感后，利用夜间阴气盛的时机休眠，可使身心得以充分安养。子时阴气最盛，应顺势休息以滋阴潜阳，提升睡眠质量。子时于五行属水主肾，此时劳累，肾气必虚。心肾相通，肾水亏则心火旺而耗神。

子时当令的胆经是人体气机开合的枢纽。胆为少阳主枢，通达阴阳，"少阳不升，天下不明"。《内经》言："十一脏腑取决于胆。"其实指诸脏腑取决于胆经生发之气。子时熟睡是对胆经最好的照顾。否则，胆汁更替不利，久之过浓形成结石。胆受伤容易患各种精神疾病，如抑郁、焦虑等。

子时心脏功能最弱，青壮年猝死常与熬夜有关，心疾患者需注意觉察，做好防范措施。肝胆相照，相为表里，胆气被耗，肝就受损。肝胆为心之母，当肝胆虚弱，心则会出现症状，最近研究谓此为"胆心病"。这也可视为对成语"胆颤心惊"从生理和病理角度进行的解读。

丑时是肝脏修复的最佳时段，旧浊血液的净化更新在肝经当令时完成。若休息不好，肝脏不得修复则易引发情绪烦躁、皮肤粗糙、面色青灰、黑斑等问题。在半夜熟睡有助于肝胆之气舒畅条达，白天人会头脑清晰，气色红润。现代社会脂肪肝、肝硬化、肝癌多发，除饮食习惯和职场压力外，熬夜也是很重要的致病因素。网上有"熬夜等于慢性自杀"等说法，也形象地说明了晚睡熬夜危害之大。所以，一贯晚睡者，医师调理不易奏效，因其背自然之道而行，难以救药。

三、午时宜小憩

午时阳气最盛，阳极阴生，阴气逐渐萌发。午时心经当令，是心神藏养、返本归元的最佳时间。正午属火，主心，这时亟须暂停工作，让气血去照顾自己的身体，以免劳心伤神。心与小肠相表里，适当休息利于对午餐的消化与吸收，但刚吃饱就睡，则影响脾胃消化，尤其是采用伏案趴睡等不舒适睡姿时。事实证明，午睡“充电”赋能后，不仅能以充沛精力提升下半天的工作效率，还能缓解精神压力、预防冠心病。研究发现，有午睡习惯的地区心脏发病率远低于其他地区。

午时即使没有条件平卧，也应静坐，闭目养神。若素有畏寒恶风、精神不济、小便清长等阳虚症状，更应安排充足的午睡。躺卧休息对各脏腑尤其肝脏大有裨益。午睡时间一般以半小时左右为宜，若素来健康，则一刻钟即可。午休以“小憩”为宜，过长会扰乱人体生物钟，醒来反而又累又乏，而且影响晚上睡眠。

一年里阳气有生长收藏的过程，一天亦复如是，故子午觉可与四季养生相结合。子时和午时，对应冬至和夏至。冬至一阳生，夏至一阴生。《周易》载“至日闭关”，冬至和夏至适宜斋戒沐浴，万缘放下，清心寡欲。同理，子午阴阳转化时，只宜温养，犹如养育婴儿，顺其天性，勿揠苗助长。阴阳二气在初生之时都很微弱，妥善呵护调养，才能发展壮大。若初生时消耗殆尽，则其他功能皆无从谈起。特别是子时处在深睡状态，有助于刚萌发的阳气凝聚而不被耗散，避免百病丛生。

《内经》所谓春天要“养生”，是指养护肝木生发之气；夏天则生长繁盛，因此夏天要“养长”。由于昼长夜短，作息时间相应由春天早睡早起，变成夏天晚睡早起。早起宜在天亮时，晚睡则在 21：00~23：00。每日于子午二时注意休息，利用自然规律进行人体自我修复，则固本培元，身心轻安。

四、人可早起，不能晚睡

晚上入睡太迟有两种情况：一是失眠，二是熬夜。失眠是因为阳气该收之时未收。一天中的 15：00~21：00 对应四季中的秋季，秋主收，人宜逐渐进入收敛状态。阳盛则目瞠，阴盛则目瞑。若到傍晚依旧做些令人兴奋的事情，则阳气不易收回，阴气不占主导地位，从而难以入睡。

睡眠宜早，最好 21：00 入眠，勿过 22：00。亥时（21：00~23：00）的命名，喻象为猪之酣睡。21：00 到次日 3：00，阳气潜伏，阴主静养，这是其他时间难以替代的睡眠良辰。人与动植物都在白天吸收太阳能量，夜间把水谷精微转化为营血，滋生新细胞。若错失此休养生息、推陈出新的时机，细胞新生赶不上消亡，人会衰老加速，杂病丛生。睡眠足的孩子发育良好，爱闹觉则发育不良，也是一样道理。夜眠一大功能是用健康细胞取代衰败细胞，若熬夜就难以完成这种新陈代谢。入不敷出，身体就会出现亏空。

此外，晚睡耗杀阴气，晚起封杀阳气。所以，即使晚睡，也不应白天赖床补气，而应早起后中午补觉，以免早晚“双杀”而导致阴阳两虚。有人认为，当天晚睡，次日晚起可以保障总睡眠时间。其缺陷是只看量的相等，忽略质的差异。22：00 到次日 5：00 相比 24：00 到次日 7：00，虽睡眠时长相同，但两者效果不可同日而语。

当今，很多人已将入睡时间推迟到零点以后，上网、追剧、打游戏、刷微信等，都成为晚睡的理由。严重者对睡眠有种恐惧感或睡前兴奋。有些人也常以生活压力大为由，晚睡赶工。其实将工、休时间略加对调，便可解决这一问题，即 21：00 就寝，凌晨 3：00 开工。在此最佳时间睡眠，令人一天精力充足，既有利于健康，还能增益工作效能，故谚语云“三天早起一天工”。由此，不难理解古圣先贤、成功人士、修行者皆有早起的习惯，例如康熙、曾国藩、季羡林、华盛顿、拿破仑等英杰。

人可早起，但不能晚睡。《素问·四气调神大论》提倡“与鸡俱兴”的作息准则，其原理是寅时（3：00~5：00）鸡鸣，天地方醒，阳气渐壮，气血从潜伏体内生发到体表，人也就可以睡醒了。白天昏睡补觉，不合天人相应的节奏，则事倍功半。晚睡半小时，早上延长两小时睡眠也难以弥补人体新陈代谢未能对应天地阴阳消长所造成的损失。因此，切忌熬夜劳作，早起再干，非但不累，还会提升效率和质量。

现代人工作紧张，如难以避免熬夜时，24：00 前后应尽量设法睡半小时，也可支撑一天。只要对准当地时间，在 12：00 左右睡熟 3 分钟，堪比 1 小时；正子时亦然，皆可起到“四两拨千斤”的效用。

熬夜的习惯不仅受环境氛围影响，更是因认知偏差的存在，有悖天人合一的中医养生理念。若错过睡子午觉的良机，容易产生睡眠障碍，不利于体力和脑力的恢复，宜尽早做出调整。

五、睡子午觉，炼卯酉功

《灵枢·卫气行》载："岁有十二月，日有十二辰，子午为经，卯酉为纬。"因此，中医和道家自古注重"睡子午觉，练卯酉功"。卯（5：00~7：00）、酉（17：00~19：00）分别是日出、日落的时段，对应春分、秋分，皆阴阳持平之时，适宜练养生功。人体气血在一天中强弱开阖的循环，与天体运行息息相关。选上述最佳时段睡眠和练功，脏腑气脉经穴可以更好地顺应天时发挥功用，与天地的律动和能量同频共振，易得阴阳交感互济之乐。根据具体境遇，子午时既可安眠，也可放松或练功。子午时刻凝神静坐，会感觉到心下有一股能量降下来，与丹田之气融合。此即中医养生所言"心肾相交，水火既济"，豁然贯通，睡眠已足，神清气爽。由此，自然而然地臻于"精满、气足、神旺"的高质量生命状态。但对"子午流注"不可过于拘泥，故有"活子时"之说。

总之，子午觉是一种值得重视和推广的良好生活习惯。健康的作息需要与太阳升降同步，拂晓即起，日出而作，日落收敛心神，放松休息。天睡我睡，天醒我醒，人不可逆天行事。法于自然，跟上天地的节律，与道同行，则百病自消。每天早睡早起，适时安排作息，让自己有优质而充足的睡眠。这看似寻常的养生原则，其实是最高性价比的自律、自爱，然而很容易被忙碌的现代人忽略。如果能做到"法于自然"而作息，那么不仅能使我们在日常生活中获得健康，还能随时享受作息养生的乐趣。

第五节　二十四节气与中医保健

春雨惊春清谷天，夏满忙夏暑相连。秋处露秋寒霜降，冬雪雪冬小大寒。我国古代劳动人民在不断的实践中总结出来了二十四节气。秦代便已有立春、雨水、立夏、小暑、立秋、处暑、白露、霜降，到了两汉时期，二十四节气已经全部确定并和我们现在的二十四节气完全相同。根据中医理论，24 节气中的每一个节气都有不同的养生重点。

一、立春

立春是一年中的第一个节气，“立”为开始之意，立春揭开了春天的序幕，表示万物复苏的春季的开始。此刻“嫩如金色软如丝”的垂柳芽苞，泥土中跃跃而试的小草，正等待着“春风吹又生”，而“律回岁晚冰霜少，春到人间草木知”，形象地反映出立春时节的自然特色。春季养生要顺应春天阳气生发，万物始生的特点，注意保护阳气，着眼于一个“生”字。

按自然界属性，春属木，与肝相应。肝的生理特点主疏泄，在志为怒，恶抑郁而喜调达。在春季精神养生方面，要力戒暴怒，更忌情怀忧郁，做到心胸开阔，乐观向上，保持心境恬愉。同时要充分利用、珍惜春季大自然“发陈”之时，借阳气上升，万物萌生，人体新陈代谢旺盛之机，通过适当地调摄，使春阳之气得以宣达，代谢机能得以正常运行。春天在起居方面，人体气血亦如自然界一样，需舒展畅达，这就要求我们夜卧早起，免冠披发，松缓衣带，舒展形体，多参加室外活动，克服倦懒思眠状态，使自己的精神情志与大自然相适应，力求身心和谐，精力充沛。饮食调养方面要考虑春季阳气初生，宜食辛甘发散之品，不宜食酸收之味。在五脏与五味的关系中，酸味入肝，具收敛之性，不利于阳气的生发和肝气的疏泄，饮食调养要投其脏腑所好，选择一些柔肝养肝、疏肝理气的草药和食品，草药如枸杞、郁金、丹参、元胡等，食品选择辛温发散的大枣、豆豉、葱、香菜、花生等灵活地进行配方选膳。春季养生应防病保健。特别是初春，天气由寒转暖，各种致病的细菌、病毒随之生长繁殖。温热毒邪开始活动，现代医学所说的流感、流脑、麻疹、猩红热、肺炎也多发生与流行。为避免春季疾病的发生，在预防措施中，一要消灭传染源；二要常开窗，使室内空气流通，保持空气清新；三要加强锻炼，提高机体的防御能力。此外，注意口鼻防护，阻断温邪上受、首先犯肺之路。

二、雨水

“斗指壬为雨水，东风解冻，冰雪皆散而为水，化而为雨，故名雨水”。雨水不仅表示降雨的开始，也表明雨量开始增多。随着雨水节气的到来，雪花纷飞，冷气浸骨的天气渐渐消失，而春风拂面，冰雪融化，湿润的空气、温和的阳光和潇潇细雨的日子正向我们走来。人们常说：“立春天渐暖，雨水送肥忙。”一年之计在于春，如何看春季雨水。对农民来说，雨水正是小春管理、大春备耕的关键时期。根据雨水节气对自然界的影响，可见养生理论中强调雨水节气“调养脾胃”的重要性。中医认为，脾胃为“后天之本”“气血生化之源”，脾胃的强弱是决定人之寿夭的重要因素。明代医家张景岳提道：“土气为万物之源，胃气为养生之主。胃强则强，胃弱则弱，有胃则生，无胃则死，是以养生家必当以脾胃为先。”可见，脾胃健旺是人们健康长寿的基础。春季养生中既要注意春季阳气生发的特点，扶助阳气，又要避免伤及脾胃。中医学称脾胃为“水谷之海”，有益气化生营血之功。人体机能活动的物质基础，营卫、气血、津液、精髓等，都化生于脾胃，脾胃健旺，化源充足，脏腑功能才能强盛；脾胃又是气机升降运动的枢纽，脾胃协调，可促进和调节机体新陈代谢，保证生命活动的协调平衡。而人身元气是健康之本，脾胃则是元气之本。脾胃是生命之本、健康之本，历代医家、养生家都很重视脾胃的护养。现代医学证明，调理脾胃能有效地提高机体免疫功能，防老抗衰。调养脾胃可根据自身情况有选择地进行饮食调节、药物调养和起居劳逸调摄。由于春季为万物生发之始，阳气发越之季，应少食油腻之物，以免助阳外泄，否则肝木生发太过，则克伤脾土。所以，春季饮食应少吃酸味，多吃甜味，以养脾脏之气。食材上可选择韭菜、香椿、百合、豌豆苗、茼蒿、荠菜、春笋、山药、藕、芋头、萝卜、荸荠、甘蔗等。精神调摄方面要清心寡欲、不妄作劳，以养元气。起居方面遵循自然变化的规律，使生命过程的节奏，随着时间、空间和四时气候的改变而进行调整，使其达到健运脾胃、调养后天、延年益寿的目的。

三、惊蛰

惊蛰意味着冬眠的虫开始苏醒。在 3 月 20 日春分前，气候变化较大。《素问·六元正纪大论》载："蛰复藏。"即冷空气反复袭来，本来苏醒的虫又重新蛰藏，偏冷的气候遏制了春天万物的生发，导致了"阳气郁"的状态。人作为宇宙中的组成部分，处于微尘的位置，在这段时间易生内火。为减轻阳气郁形成的内火，人们除了慎吃温性、热性食物之外，在睡眠上也要与季节相和谐。一年有春、夏、秋、冬和二十四个节气，一天也有四季和时节的缩影。3：00相当于"立春"，9：00"立夏"，15：00"立秋"，21：00"立冬"。5：00相当于惊蛰，此刻人体内的气血较旺，人如果处于卧姿则压迫了筋脉，气血受阻便令人筋酸肉痛。人在春天，尤其惊蛰之后，5：00前起床使体内的阳气得以舒发。如果有人习惯了晚起床，也应在5：00前起来，活动半小时再睡个"回笼觉"，可减轻腰背酸痛。从养生角度看，睡眠的质量主要在于时间段，其次才是时间长短。21：00~5：00，人处于地球的阴面，这8个小时细胞易进入深度休眠状态。保证该时段的充足睡眠，所能获得的精力恢复效果是其他时段无法比拟的。青少年尤当注重遵循自然节律，与太阳同频作息，如此不仅能强健体魄，更可改善肤质气色。

四、春分

"春分者，阴阳相半也。故昼夜均而寒暑平"。一个"分"字道出了昼夜、寒暑的界限。从这一天起，太阳直射位置渐向北移，南北半球昼夜长短也随之而变，北半球昼长夜短，南半球与之相反。春分一到，雨水明显增多，我国平均地温已稳定在10 ℃，这是气候学上所定义的春季温度。而春分节气后，气候温和，雨水充沛，阳光明媚，我国大部分地区的越冬作物进入春季生长阶段，此时也是早稻的播种期。无论南方北方，春分节气都是春意融融的大好时节。由于春分节气平分了昼、夜、寒、暑，人们在保健养生时应注意保持人体的阴阳平衡状态。我们在养生中如何运用阴阳平衡规律，协调机体功能，达到机体内外的平衡状态，使人体这一有机的整体始终保持一种相对平静、平衡的状态是养生保健的根本。《素问·至真要大论》载："谨察阴阳所在而调之，以平为期。"人体应该根据不同时期的阴阳状况，使"内在运动"也就是脏腑、气血、精气的生理运动，与"外在运动"即脑力、体力和体育运动和谐一致，保持"供销"关系的平衡。避免不适当运动的出现而破坏人体内外环境的平衡，加速人体某些器官的损伤和生理功能的失调，进而引起疾病的发生，缩短人的生命。当前全球范围内危害人类健康最大的心血管病和癌症，其发生机制都与体内物质交换平衡失调密切相关，究其原因，无一不是阴阳失调之故。从立春节气到清明节气前后是草木生长萌芽期，人体血液也正处于旺盛时期，激素水平也处于相对高峰期，此时易发常见的非感染性疾病有高血压、月经失调、痔疮及过敏性疾病等。在此节气的饮食调养，应当根据自己的实际情况选择能够保持机体功能协调平衡的膳食，须规避偏热、偏寒、偏升、偏降的饮食误区，如在烹调鱼、虾、蟹等寒性食物时，其原则必佐以葱、姜、酒、醋类温性调料，以防止本菜肴性寒偏凉，食后有损脾胃而引起脘腹不舒；又如在食用韭菜、大蒜、木瓜等助阳类菜肴时常配以蛋类滋阴之品，以达到阴阳互补之目的。在思想上，要保持轻松愉快、乐观向上的精神状态。在起居方面，要坚持适当锻炼、定时睡眠、定量用餐，有目的地进行调养，达到养生的最佳效果。

五、清明

清明，乃天清地明之意。清明时节，自古以来就是人们祭祖扫墓的日子，作为中国人更是重视“祭之以礼”的追远活动。在农业生产中，清明作为重要的节气，更有“清明谷雨两相连，浸种耕田莫拖延”“清明前后，种瓜点豆”的说法；在我们城市里也有“植树造林，莫过清明”之说。由此可见，不论在农村还是在城市，清明都是一个值得让人们重视的日子。

六、谷雨

谷雨，斗指癸。公历每年的四月二十日前后为谷雨节气。谷雨，有“雨水生百谷”的意思，是二十四个节气中的第六个节气，也是春季的最后一个节气。此时，春茶也在这时节的前后开始采收，长江以南地区，从丘陵到高山，处处可见汗流满面的茶农们在辛勤地忙着采茶，茶农家里忙着制茶，飘香四溢的茶香弥漫着山野村庄。谷雨后的农业生产已经进入到繁忙时期。因此，抓住时机，精耕细作，注意天气变化，抢种抢栽，不误农时对秋后收成至关重要。谷雨节气后降雨增多，空气中的湿度逐渐加大，此时我们在调摄养生中不可脱离自然环境变化的轨迹，通过人体内部的调节使内环境（体内的生理变化）与外环境（外界自然环境）的变化相适应，保持正常的生理功能。保持内外环境的平衡协调是避免或减少发生疾病的基础。

七、立夏

立夏表示告别春天，是夏天的开始，因此又称“春尽日”。春生、夏长、秋收、冬藏。立夏时节，中国只有南岭以南地区呈现“绿树阴浓夏日长，楼台倒影入池塘”的夏季景象；而东北和西北的部分地区这时则刚刚有春天的气息。立夏之后的气候会加重人心热、血热。其中，血过热者，在各种条件偶然聚齐时，容易引发血溢。血溢是指血液溢出血管之外，血溢中最严重的是脑溢血。预防血溢首先要预防血热。预防血热的关键是有内热太过者，慎吃温性、热性食物。

八、小满

“斗指甲为小满，万物长于此少得盈满，麦至此方小满而未全熟，故名也”。从小满开始，大麦、冬小麦等夏收作物已经结果，籽粒渐见饱满，但尚未成熟，所以叫小满。它是一个表示物候变化的节气。所谓物候指自然界的花草树木、飞禽走兽，按一定的季节时令活动，这种活动与气候变化息息相关。因此，他们的各种活动便成了季节的标志，如植物的萌芽、发叶、开花、结果、叶黄、叶落，动物的蛰眠、复苏、始鸣、繁育、迁徙等，都受气候变化制约，人们把这些现象叫作物候。小满节气正值五月下旬，气温明显增高，如若贪凉卧睡必将引发风湿症、湿性皮肤病等疾病。在小满节气的养生中，我们要特别提出“未病先防”的养生观点。在未病之前，应做好各种预防工作，以防止疾病的发生。未病先防的养生观念强调天人相应的整体观和正气内存，邪不可干的病理观。中医学认为，人体是一个有机的整体，人与外界环境也是息息相关的，并提出人类必须掌握自然规律，顺应自然界的变化，保持体内外环境的协调，才能达到防病保健的目的。疾病的发生，关系到正气与邪气两个方面的因素。邪气是导致疾病发生的重要条件，而人体的正气不足则是疾病发生的内在因素，但不否定外界致病因素在特殊情况下的主导作用。因此，“治未病”

应该从增强机体的正气和防止病邪的侵害这两个方面入手。

九、芒种

芒种是最适合播种有芒的谷类作物的节气，如晚谷、黍、稷等。芒种也是种植农作物时机的分界点，由于天气炎热，已经进入典型的夏季，农事种作都以这一时节为界，过了这一节气，农作物的成活率就越来越低。农谚“芒种忙忙种”说的就是这个道理。在芒种节气里不但要搞好雨期的田间管理，更要注意增强体质，避免季节性疾病和传染病的发生，如中暑、腮腺炎、水痘等。芒种的养生重点要根据季节的气候特征，在精神调养上应该使自己的精神保持轻松、愉快的状态，恼怒忧郁不可有，这样气机得以宣畅，通泄得以自如。起居方面，要晚睡早起，适当地接受阳光照射，以顺应阳气的充盛，利于气血的运行，振奋精神。饮食调养方面，历代养生家都认为夏三月的饮食宜清补。从营养学角度看，饮食清淡在养生中有不可替代的作用，如蔬菜、豆类可为人体提供所必需的糖类、蛋白质、脂肪和矿物质等营养物质及大量的维生素，维生素在人体新陈代谢中必不可少，而且可预防疾病、防止衰老。瓜果蔬菜中的维生素 C，是体内氧化还原的重要物质，它能促进细胞对氧的吸收，在细胞间和一些激素的形成中是不可缺少的成分。此外，维生素 C 还能抑制病变，促进抗体的形成，提高机体的抗病能力。我们在强调饮食清补的同时，告诫人们饮食勿过咸、过甜。饮食过咸，体内钠离子过剩，年龄大者，活动量小，会使血压升高，甚者可造成脑血管功能障碍。

十、夏至

夏至时，太阳直射北回归线，是北半球一年中白昼最长的一天。夏至日是我国最早的节日。清代之前的夏至全国放假一天，回家与亲人团聚畅饮。从中医理论来讲，夏至是阳气最旺盛的时节，养生要顺应夏季阳盛于外的特点，注意保护阳气，着眼于一个“长”字。夏季要神清气和，快乐欢畅，心胸宽阔，精神饱满，如万物生长需要阳光那样，对外界事物要有浓厚的兴趣，培养乐观外向的性格，以利于气机的通泄。与此相反，懈怠厌倦，恼怒忧郁，则有碍气机通畅，皆非所宜。起居调养，以顺应自然界阳盛阴衰的变化，宜晚睡早起。运动调养也是养生中不可缺少的因素之一。夏季运动最好选择在清晨或傍晚天气较凉爽时进行，在运动锻炼过程中，出汗过多时，可适当饮用淡盐开水或绿豆盐水汤，切不可饮用大量凉开水，更不能立即用冷水冲头、淋浴，否则会引起寒湿痹证、黄汗等多种疾病。夏季气候炎热，人的消化功能相对较弱。因此，饮食宜清淡不宜肥甘厚味，要多食杂粮以寒其体，不可过食热性食物，以免助热；冷食瓜果当适可而止，不可过食，以免损伤脾胃；厚味肥腻之品宜少勿多，以免化热生风，激发疔疮之疾。

十一、小暑

七月七日小暑天。时至小暑，已是初伏前后，到处绿树浓荫，很多地区的平均气温已接近30 ℃，时有热浪袭人之感，暴雨也时常在小暑节气光顾我国的大部分地区。由于这段时间的雨量集中，所以防洪防涝尤为重要。有农谚“大暑小暑，灌死老鼠”之说。更有“小暑南风，大暑旱”“小暑打雷，大暑破圩”的经验总结。小暑时节，正是萤火虫开始活跃的季节，芦苇下、草丛中都是萤火虫的发祥地，只要有绿草、露水的地方，夜晚便可见到那忽明忽暗的点点白光，就像天上的星，闪闪移动，在徐风中，伴随着人们度过漫漫长夜。此时，我国大部分地区也都在忙于夏秋作物的田间管理。正因为是忙季，我们更不能忽略对身体的养护。时当小暑之季，气候炎热，人易感心烦不安，疲倦乏力，在自我养护和锻炼时，我们应按五脏主时，夏季为心所主而顾护心阳，平心静气，确保心脏机能的旺盛，以符合“春夏养阳”之原则。《灵枢·百病始生》载：“喜怒不节则伤脏。”这是因为人体的情志活动与内脏有密切关系，有其一定规律。不同的情志刺激可伤及不同的脏腑，产生不同的病理变化。中医养生主张一个“平”字，即在任何情况之下不可有过激之处，如喜过则伤心，心伤则心跳神荡，精神涣散，思想不能集中，甚则精神失常等。心为五脏六腑之大主，一切生命活动都是五脏功能的集中表现，而这一切又以心为主宰，有“心动则五脏六腑皆摇”之说，心神受损必涉及其他脏腑。在情志方面，喜为心之志，“喜”在不过的情况下，可舒缓紧张的情绪，使心情舒畅、气血和缓。故夏季养生重点突出“心静”二字就是这个道理。

十二、大暑

大暑正值中伏前后，在我国很多地区，经常会出现40 ℃的高温天气，在这酷热难耐的季节，防暑降温工作不容忽视。大暑也是雷阵雨最多的季节，有谚语云：“东闪无半滴，西闪走不及。”这意味着在夏天午后，闪电如果出现在东方，雨不会下到这里，若闪电在西方，则雨势很快就会到来，要想躲避都来不及。人们也常把夏季午后的雷阵雨称之为“西北雨”，并形容“西北雨，落过无车路”“夏雨隔田埂”“夏雨隔牛背”等，形象地说明了雷阵雨，常常是这边下雨、那边晴，正如唐代诗人刘禹锡的诗句：“东边日出西边雨，道是无晴还有晴。”夏季气候炎热，酷暑多雨，暑湿之气容易乘虚而入且暑气逼人，心气易于亏耗，尤其老人、儿童、体虚气弱者往往难以将养，而导致疰夏、中暑等病。当你出现全身明显乏力、头昏、心悸、胸闷、注意力不集中、大量出汗、四肢麻木、口渴、恶心等症状时，多为中暑先兆。一旦出现上述症状，应立即将患者移至通风处休息。大暑是全年温度最高，阳气最盛的时节，在养生保健中常有“冬病夏治”的说法，故对于那些每逢冬季便发作的慢性疾病，如慢性支气管炎、肺气肿、支气管哮喘、腹泻、风湿痹证等阳虚证，大暑是最佳的治疗时机。暑天，运用饮食的营养作用以养生益寿，是减少疾病、防止衰老的有效保证。夏季的饮食调养以暑天的气候特点为基础，由于夏令气候炎热，易伤津耗气，因此常可选用药粥滋补身体。

十三、立秋

大暑之后，时序到了立秋。秋是肃杀的季节，预示着秋天的到来。从这一天开始，天高气爽，月明风清，气温由热逐渐下降。谚语云：“立秋之日凉风至。”即立秋是凉爽季节的开始。但由于我国地域辽阔幅员广大，纬度、海拔高度不同，实际上是不可能在立秋这一天同时进入凉爽的秋季的。

从其气候特点看，由于盛夏余热未消，秋阳肆虐，特别是在立秋前后，很多地区仍处于炎热之中，故立秋素有“秋老虎”之称。在秋季养生中，《素问·四气调神大论》载："夫四时阴阳者，万物之根本也，所以圣人春夏养阳，秋冬养阴，以从其根，故与万物沉浮于生长之门，逆其根则伐其本，坏其真矣。"此乃古人对四时调摄之宗旨，告诫人们，顺应四时养生要知道春生夏长、秋收冬藏的自然规律。人们要想达到延年益寿的目的就要顺应之、遵循之。整个自然界的变化是循序渐进的过程，立秋的气候是由热转凉的交接节气，也是阳气渐收，阴气渐长，由阳盛逐渐转变为阴盛的时期，是万物成熟收获的季节，也是人体阴阳代谢出现阳消阴长的过渡时期。秋内应于肺，肺在志为悲（忧），悲忧易伤肺，肺气虚则机体对不良刺激的耐受性下降，易生悲忧之情绪，所以在进行自我调养时切不可背离自然规律，应循其古人之纲要"使志安宁，以缓秋刑，收敛神气，使秋气平；无外其志，使肺气清，此秋气之应，养收之道也"。立秋乃初秋之季，暑热未尽，虽有凉风时至，但天气变化无常，即使在同一地区也会出现"一天有四季，十里不同天"的情况。因此，着衣不宜太多，否则会影响机体对气候转冷的适应能力，易受凉感冒。秋季时节，可适当食用芝麻、糯米、粳米、蜂蜜、枇杷、菠萝、乳品等柔润食物，以益胃生津。

十四、处暑

处暑，是暑气结束的时节，"处"含有躲藏、终止的意思，顾名思义，处暑表明暑天将近结束。但此时天气还未出现真正意义上的秋凉，晴天下午的炎热亦不亚于暑夏之季，这也就是人们常讲的"秋老虎，毒如虎"的说法。这提醒人们，秋天还是会有热天气，也可将此视为夏天的回光返照。另外，处暑后的绵绵秋雨时常会光顾我们，所以农民朋友要特别注意气象预报，抓住每一个晴天，不失时机地做好秋收工作。处暑节气正是处在由热转凉的交替时期，自然界的阳气由疏泄趋向收敛，人体内阴阳之气的盛衰也随之转换，此时起居作息也要相应地调整。

十五、白露

每年的阳历 9 月 7 日 ~9 月 9 日为白露。白露是个典型的秋天节气，从这一天起，露水一天比一天凝重成露，因而得名。白露节气已是真正的凉爽季节的开始，很多人在调养身体时一味地强调海鲜肉类等营养品的进补，而忽略了季节性的易发病，给自己和家人造成了机体的损伤，影响了学习和工作，在此要提醒大家的是，在白露节气中要避免鼻腔疾病、哮喘病和支气管病的发生。特别是对于那些因体质过敏而引发的上述疾病，在饮食调节上更要慎重。战国时期的名医扁鹊认为“安身之本必资于饮食。不知食宜者，不足以生存”，强调了食物属性是因人而异。白露即为典型的秋季气候，我们就不能不考虑到秋季的气候特点——干燥，也就是人们常说的“秋燥”。

燥邪伤人，容易耗人津液，而出现口干、唇干、鼻干、咽干及大便干结、皮肤干裂等症状。预防秋燥的方法很多，可适当地多服一些富含维生素的食品，这对缓解秋燥多有良效。

十六、秋分

每年的阳历 9 月 22 日—9 月 24 日为秋分。按农历说，秋分刚好是秋季九十天的中分点。正如春分一样，阳光几乎直射赤道，昼夜时间的长短再次相等，可以说秋分是一个相当特殊的日子。从这一天起，阳光直射的位置继续由赤道向南半球推移，北半球开始昼短夜长。

《春秋繁录》载：“秋分者，阴阳相半也，故昼夜均而寒暑平。”在天文学上，则把秋分作为夏季的结束和秋季的开始。确切地说，北半球的秋天是从秋分开始的。这时，我国大部分地区已经进入凉爽的秋季，南下的冷空气与逐渐衰减的暖湿空气相遇，产生一次次的降水，气温也一次次地下降。正如人们常所说的那样，到了“一场秋雨一场寒”的时候，但秋分之后的日降水量不会很大。此时，南北方的田间耕作各有不同。在我国的华北地区有农谚云：“白露早，寒露迟，秋分种麦正当时。”谚语中明确规定了该地区播种冬小麦的时间；而“秋分天气白云来，处处好歌好稻栽”则反映出江南地区播种水稻的时间。此外，劳动人民对秋分节气的禁忌也总结成谚语，如“秋分只怕雷电闪，多来米价贵如何”。因为秋分节气已经真正进入到秋季，作为昼夜时间相等的节气，人们在养生中也应本着阴阳平衡的规律，使机体保持“阴平阳秘”的原则，按照《素问·至真要大论》所言：“谨察阴阳之所在，以平为期。”阴阳所在不可出现偏颇。精神调养最主要的是培养乐观情绪，保持神志安宁，避肃杀之气，收敛神气，适应秋天平容之气。在饮食调养上，中医也是将阴阳平衡作为出发点，将饮食分为宜与忌，有利于阴平阳秘则为宜，反之为忌。饮食调养方面要体现“虚则补之，实则泻之”；“寒者热之，热者寒之”的原则。正如《素问·上古天真论》所言：“其知道者，法于阴阳，和于术数，食饮有节。”在食物搭配和饮食调剂方面，中医也注重调和阴阳。

十七、寒露

寒露在二十四节气中排列十七，于每年的10月8日~10月9日交节。由于寒露的到来，气候由热转寒，万物随寒气增长，逐渐萧落，这是热与冷交替的季节。在自然界中，阴阳之气开始转变，阳气渐退，阴气渐生，我们人体的生理活动也要适应自然界的变化，以确保体内的生理（阴阳）平衡。传统医学在四时养生中强调“春夏养阳，秋冬养阴”。因此，秋季时节必须注意保养体内之阳气。当气候变冷时，正是人体阳气收敛、阴精潜藏于内之时，故应以保养阴精为主，即秋季养生不能离开“养收”这一原则。应多食用芝麻、糯米、粳米、蜂蜜、乳制品等柔润食物，同时增加鸡、鸭、牛肉、猪肝、鱼、虾、大枣、山药等以增强体质；少食辛辣之品，如辣椒、生姜、葱、蒜类，因过食辛辣宜伤人体阴精。精神调养也不容忽视，由于气候渐冷，日照减少，风起叶落，时常在一些人心中引起凄凉之感，出现情绪不稳，易于伤感的忧郁心情。因此，保持良好的心态，因势利导，宣泄积郁之情，培养乐观豁达之心是养生保健不可缺少的内容之一。

十八、霜降

霜降为二十四节气之一。此时天气渐冷、开始降霜。《月令七十二候集解》载：“九月中，气肃而凝，露结为霜矣。”每当霜降时，我国南方地区就进入了秋收秋种的大忙季节，而黄河流域一般多出现初霜。霜降之时乃深秋之季，在五行中属金，五时中（春、夏、长夏、秋、冬）为秋，在人体五脏中（肝、心、脾、肺、肾）属肺。根据中医养生学的观点，在四季五补（春要升补、夏要清补、长夏要淡补、秋要平补、冬要温补）的相互关系上，应以平补为原则，在饮食进补中当以食物的性味、归经加以区别。

十九、立冬

立冬单从字面上可解释为："立，建始也，冬，终也，万物收藏也。"立冬意味着冬季的来临。早在《吕氏春秋·十二月纪》中就确立了立春、春分、立夏、夏至、立秋、秋分、立冬、冬至这八个节气。这是二十四节气中最重要的八个节气，它清晰准确地标志了四季转换的过程。立冬，是冬季的第一节气。由于我国南北纬度之差，故真正意义上的冬季，并非都以"立冬"为准，而是以连续几天气温低于10 ℃为冬季。但在传统观念中"冬"即"终也"，结束之意。中医学认为，这一节气的到来是阳气潜藏，阴气盛极，草木凋零，蛰虫伏藏，万物活动趋向休止，以冬眠状态，养精蓄锐，为来春生机勃发作准备。人类虽没有冬眠之说，但民间却有立冬补冬之习俗。每逢这天，南北方人们都以不同的方式进补山珍野味，说是只有这样到了寒冷的冬天，才能抵御严寒的侵袭。那么在实际生活中，立冬日我们到底该注意些什么？《素问·四季调神大论》载："冬三月，此谓闭藏，水冰地坼，无扰乎阳，早卧晚起，必待日光，使志若伏若匿，若有私意，若以有得，去寒就温，无泄皮肤，使气亟夺，此冬气之应，养藏之道也。逆则伤肾，春为痿厥，奉生者少。"这段经文精辟地论述了精神调养、起居调养和饮食调养的方法，并根据自然界的变化引入人体冬季养生的原则，它告诉我们，冬天是天寒地坼，万木凋零，生机潜伏闭藏的季节，人体的阳气也随着自然界的转化而潜藏于内。因此，冬季养生应顺应自然界闭藏之规律，以敛阴护阳为根本。在精神调养上做到"使志若伏若匿，若有私意，若以有得"，力求其静，控制情志活动，保持精神情绪的安宁，含而不露，避免烦扰，使体内阳气得以潜藏。起居调养强调了"无扰乎阳，早卧晚起，必待日光"，即在寒冷的冬季，不要因扰动阳气而破坏人体阴阳转换的生理机能。正如"冬时天地气闭，血气伏藏，人不可作劳汗出，发泄阳气"。因此，早睡晚起，日出而作，保证充足的睡眠，有利于阳气潜藏，阴精蓄积。饮食调养要遵循"秋冬养阴""无扰乎阳""虚者补之，寒者温之"的古训，随四时气候的变化而调节饮食。食有谷肉果菜之分，人有男女老幼之别，体（体质）有虚实寒热之辩，本着人体生长规律，中医养生原则，少年重养，中年重调，老年重保，耄耋重延。故“冬令进补”应根据实际情况有针对性地选择清补、温补、小补、大补，万不可盲目“进补”。

二十、小雪

小雪，望文生义，表示降雪开始的时间和程度。雪是寒冷天气的产物。小雪节气的前后，天气时常阴冷晦暗，人们的心情也会受其影响。此时，抑郁症患者更容易加重病情。

二十一、大雪

《月令七十二侯集解》载：“十一月节，大者盛也，至此而雪盛也。”（这里十一月是指农历）这是古人对大雪的解释。大雪节气常在 12 月 7 日前后到来，此时我国黄河流域一带渐有积雪，北方则呈现万里雪飘的迷人景观。农谚云：“大雪冬至雪花飞，搞好副业多积肥。”人们盼着在大雪节气中看到“瑞雪兆丰年”的好兆头，可见大雪节气的到来，预示着来年的吉祥与否。从中医养生学的角度看，大雪已到了“进补”的大好时节。谈及进补，很多人认为所谓“补”就是吃点营养价值高的食品，用点壮阳的补药。其实，这只是进补的一个方面，而进补则是养生学的一个分支内容。谈到养生，我们首先应该知道何为养？何为生？所谓的养，即保养、调养、培养、补养、护养；所谓的生，即生命、生存、生长之意。具体地说就是要通过养精神、调饮食、练形体、慎房事、适温寒等综合调养达到强身益寿的目的。

二十二、冬至

冬至，又称日南至、冬节、亚岁等，兼具自然与人文两大内涵，既是二十四节气中一个重要的节气，也是中国民间的传统祭祖节日。冬至是四时八节之一，被视为冬季的大节日，在古代民间有“冬至大如年”的讲法。冬至为一年阳之始，从冬至开始，天地之间的阳气渐升。许多现代人的作息时间不规律，体内容易形成“内格”，即寒热格斗相搏。晚上是阳气潜藏而阴气上升之时，一些人晚饭温补太过，又洗头洗澡，使阳气外浮，冬日之寒冻伤阳气，使血瘀于心肺乃至头中，致使头脑晕胀而昏昏然。犹如此时将室内的一盆花木置于房屋外面，使花木的阳气受到侵袭，不死即伤。所以，近段时间多伤热感冒者。

二十三、小寒

每年的 1 月 5 日前后是小寒节气。民间有句谚语：“小寒大寒，冷成冰团。”小寒表示寒冷的程度，从字面上理解，大寒冷于小寒，但在气象记录中，小寒却比大寒冷，可以说是全年二十四节气中最冷的节气。常有“冷在三九”的说法，而这“三九天”又恰在小寒节气内。之所以叫小寒而不叫大寒，是因为节气起源于黄河流域，《月令七十二候集解》载：“月初寒尚小……月半则大矣。”据说早年黄河流域的农家每逢小寒，家家时兴用“九九消寒图”来避寒，如今各种药膳火锅成了全国百姓消寒壮热的美味佳肴。正因如此，很多人忽略了合理进补的问题，特别是青年人，自恃体强而暴饮暴食，饥饱寒热无度，最终引来无穷后患。唐代名医孙思邈指出：“安生之本，必资于食……不知食宜者，不足以生存也……故食能排邪而安脏腑。”说明了饮食对人体的作用。小雪节气虽已数九寒天，人们大补特补无可非议，但进补当中不可无章无法，应本着“因人施膳”的原则，了解饮食宜忌的含义。

二十四、大寒

“大寒”是一年中的最后一个节气，在气象记录中虽不像大雪到冬至、小寒期间那样酷冷，但仍处于寒冷时期。按我国的风俗，特别是在农村，每到“大寒”人们便开始忙着除旧布新，腌制年肴，准备年货。清代《真州竹枝词引》载：“腌肉鸡鱼鸭，曰，年肴，煮以迎岁……”人们在经过了春夏秋季的大忙之后，进入了“冬三月”的农闲季节，而随着大寒的到来冬季农闲接近尾声，在准备腌鱼、腊肉之时，已经隐隐可以感受到大地回春的景致，此刻人们的身心状态也应随着节气的变化而加以调整。

第十三章 中药与方剂知识

第一节 常用药对解析

一、白术与苍术

白、苍二术，《神农本草经》称“术”，列为上品，但未有白术和苍术之分。至南北朝时期，陶弘景《本草经集注》载：“术乃有两种：白术，叶大有毛而作桠，根甜而少膏，可作丸散用。赤术，叶细而无桠，根小苦而膏，可作煎用。”宋代《本草衍义》载：“苍术其长如大小指，肥实，皮色褐，气味辛烈……白术粗促，色微褐，气味亦微辛苦而不烈。”清代《本草崇原》载：“凡欲补脾，则用白术，凡欲运脾，则用苍术，欲补运相兼，则相兼而用，如补多运少，则白术多而苍术少，运多补少，则苍术多而白术少，品虽有二，实则一也。”其实白术与苍术二者性味、功效应用同中有异，主治证候不尽相同。

白术为菊科多年生草本植物白术的根茎。味甘、苦，性温。归脾、胃经。健脾益气，燥湿利水，止汗，安胎，善治脾气虚弱，神疲乏力，食少腹胀，大便溏薄，水饮内停，小便不利，水肿，痰饮眩晕，湿痹酸痛，气虚自汗，胎动不安等症。

苍术为菊科植物茅苍术或北苍术的干燥根茎。味辛、苦，性温。归脾、胃、肝经。燥湿健脾，祛风散寒，明目，善治湿困脾胃，倦怠嗜卧，脘痞腹胀，食欲不振，呕吐泄泻，痰饮，湿肿，表证夹湿，头身重痛，湿痹肢节酸痛重着，夜盲等症。

总之，白术与苍术，故时不分，统称为“术”，后世逐渐分别入药。二药均有健脾与燥湿两种主要功效，均可用治湿阻中焦，脾失健运之证。然白术以健脾益气为主，为补脾要药，多用于脾虚湿困而偏于虚证者；苍术以苦温燥湿为主，为运脾要药，适用于湿浊内阻而偏于实证者。此外，白术还有利尿、止汗、安胎之功。常用治脾虚水肿及脾肺气虚，卫气不固，表虚自汗，易感风邪，脾虚胎动不安等证。苍术还有发汗解表、祛风湿及明目作用。常用治风寒夹湿表证，风湿痹证，夜盲症及眼目昏涩等证。二药合用，一种为散一种为补，一胃一脾，白术得苍术，补脾之不足而泻湿浊之有余；苍术得白术，运脾湿、泻湿之有余而益脾之不足，所以燥湿与健脾互为促进。

二、茯苓与猪苓

古人论茯苓多认为它能够先上后下，李时珍便持这种观点。但类似于先上后下或先下后上的说法都不太令人信服，《本草纲目》载：“至东垣、王海藏乃言小便多者能止，涩者能通，同朱砂能秘真元。而朱丹溪又言阴虚者不宜用，义似相反，何哉？茯苓气味淡而渗，其性上行，生津液，开腠理，滋水源而下降，利小便，故张洁古谓其属阳，浮而升，言其性也；东垣谓其为阳中之阴，降而下，言其功也。”《素问》载：“饮食入胃，游溢精气，上输于肺，通调水道，下输膀胱。”亦载：“游溢精气，上输于肺。”李东垣曰：“观此，则知淡渗之药，俱皆上行而后下降，非直下行也。”由此可见，上行源于胃气，而不是茯苓本身。笔者认为，茯苓能上能下，但不一定有先后之分。

有些植物四季常青而不凋零，这或是因为它禀受的阳气充足，如松树；或禀受的阴气足，如天冬、麦冬。因为松树阳气足，可以抵御冬寒，所以不会凋零；那么天冬，麦冬怎么来解释呢？冬季阴气盛，但天冬、麦冬禀受的阴气更盛，这么比较，冬季反而成了阳，即对于天冬、麦冬来说四季如春，春夏秋冬四季相对于天冬、麦冬偏阳，所以它们四季都不凋零。这也许是它们叫“冬”的含义。因为它们本身就是“冬季”。

松树阳气旺盛，茯苓生长于砍伐后的松树根部。未被砍伐的松树阳气上行，伐后则阳气滞留根部。原本旺盛的松阳尽数郁结于此，形成炽热的阳核。正如“孤阴不生，独阳不长”，此核需吸附阴液维持平衡。药农经验佐证，雨后茯苓的树桩周围干燥迅速、寸草不生，正是阳核剧烈汲阴之象。故茯苓实为阴阳互抱的复合体。茯苓入体后脱离松根阳气供给，其阴阳互抱状态被打破，犹如盘古分判天地，清阳上浮补心脾、生津液、开腠理；浊阴下降利水湿。其升降乃同步作用，而非先后次序。若以化学反应比喻：茯苓生成是阴阳化合，入体则转为阴阳分解。二者实为动态可逆过程——生长时化合占优，入体后分解主导，随环境改变调整平衡。王好古谓茯苓“小便多能止之，小便涩能利之”，其双向调节之秘在于，茯苓在体内虽主“分阴阳”，实则保持可逆特性。若小便过多，说明机体阴阳分离过度，茯苓则显“合”势；小便不利乃气郁水停、阴阳难分，茯苓则显“分”势。此即“分合随证”之妙，绝非机械的“先升后降”。《伤寒论》治发汗后奔豚证时，茯苓既用其淡渗利水之性，更取其升发清阳以补心气，正显阴阳同调之功。《神农本草经》载茯苓主“惊邪，恐悸”“久服安魂，养神”。若仅以淡渗利水或升阳补心解释其安神之效，实未尽其妙，须从阴阳分合论剖析，“惊”“悸”之症非独心阳不足，更有心气涣散之机，此乃阴阳分离过甚（类同小便过多），茯苓借其阴阳相吸之性，可收摄心神。其调和阴阳之功不仅显于心（治惊悸），亦现于脾肾（疗男子梦遗、女子带下）。茯苓更为化痰要药，须知痰饮有别，饮质清稀，可赖淡渗之法疏导，犹沃土吸水；痰质黏稠，单用渗利反增胶着，唯凭分理阴阳之能——痰成于气机壅滞、阴阳混杂，茯苓令清阳升、浊阴降，使痰浊真正“化”为无形。此“化”之妙，在于转有形之痰为无形之气，故服二陈汤者未必咯痰增多，但觉喉间痰阻渐消。较之西医化痰（如沐舒坦仅稀释促排），中医治痰更具层次，既可外排（如鲜竹沥），更能内化。更值深究者，中医肺脏观异于解剖——肺如悬钟无底，横膈亦非阻隔，故痰浊可下归大肠而出。此天人相应之思，恰显中医整体观之精微。

茯苓与猪苓皆为生于树根菌类，其性理当对照参详。邹澍于《本经疏证》以松枫之别辨二苓差异，其上载：“夫松之概，挺拔劲正；枫之概，柔弱易摇。

松之理粗疏；枫之理坚细。松之针至冬益苍翠不凋；枫之叶至冬遂鲜赤而即落。是其一柔一刚，显然殊致。茯苓属阳，治停蓄之水不从阳化者；猪苓属阴，治鼓荡之水不从阴化者。”仲景验案佐证：猪苓方证多伴热渴（如猪苓汤），茯苓方证多无渴（五苓散例外，因兼用二苓）。松禀至阳之气，故茯苓阳盛体硕；枫得少阳之质，故猪苓阴重形小。松需伐后生苓，因常青之木阳气恒升，唯断其上行方归根本；枫自落叶归根，故不伐亦能成苓。黄元御谓猪苓“渗利甚于茯苓”，正因其阴偏沉降，《雷公炮炙论》以升麻叶蒸制，恰补其升清之缺。杨时泰阐发尤深，谓：“夫阴阳不得相离，离则病，此味分 隔阴阳，能使阳离于阴……”《神农本草经》谓猪苓主痎疟之理在此，与张元素“升而微降”说暗合。

二者皆具阴阳调节之妙。茯苓偏阳，善引阴阳相合，治神散遗浊；猪苓偏阴，长于阴阳分判，化胶着痰湿。其本质皆为调节“阴阳可逆”之枢，遇阴阳缠结则分而化之，逢阴阳过散则合而敛之。此即茯苓与猪苓“同源异用”之奥义。

三、天南星与胆南星

天南星、胆南星与制南星虽仅一字之差，实则药性迥异。作为历史悠久的毒麻类药材，天南星拥有庞杂的别名体系。《日华子本草》首载鬼蒟蒻，明代《本草纲目》收录虎膏，清代《植物名实图考》定名蛇芋；《南方主要有毒植物》载蛇木芋，《全国中草药汇编》记山苞米、蛇包谷、山棒子；因块茎形似食用芋头，《中药材手册》载有野芋头之称（注：天南星属天南星科有毒植物，与芋科食用芋头存在本质差异），虎掌、蛇包谷等名既状其块茎虎爪之形，亦喻佛焰苞花序如蛇缠穗之态，更暗含“辛烈有毒，破结祛风”的药性特质。

天南星虽别名众多，但“胆南星”之名却未见于古籍，正因其为天南星的加工衍生物。据《本草选旨》与《中华人民共和国药典》记载，胆南星实以天南星细粉配伍牛、羊或猪胆汁发酵炮制而成，其名即源于“胆汁”的介入。此加工过程使毒性显著降低（原生天南星尤以新鲜者毒性猛烈），形成与原生药材的本质差异。至于制南星，特指河南禹州产天南星的炮制品（亦称禹南星),《医学百科》详述其炮制工序为将天南星水浸去毒,辅以白矾、生姜等反复炮制,至口尝微麻即得,既保药效又减燥烈之性。故三者关系可简括为——天南星为原生毒麻药材,胆南星是胆汁改性减毒制剂,制南星乃道地炮制精品,三者同源而异质,各具临床价值。

天南星与胆南星在形态、药性上差异显著。据《开宝本草》载天南星"叶似蒻叶,根如芋",《本草图经》详述其"二月生苗似荷梗,叶如蒟蒻相抱,五月开花似蛇头,七月结穗似石榴";而胆南星呈棕黑色方块或圆柱状,质硬味苦气腥——此形态差异源于炮制工艺,胆南星实为天南星粉与牛羊胆汁发酵的改性品。药性方面,原生天南星性温有毒(苦、辛,归肺肝脾经),具燥湿化痰、祛风止痉之效,然其毒性可致舌喉灼肿甚至窒息(轻者以醋、蛋清解毒,重者需气管切开);制南星经姜矾炮制后毒性大减,专攻顽痰咳喘、中风瘫痫等沉疴,外用可治蛇伤、痈肿,但需控量(日不过 10 g)且孕妇禁用;胆南星因胆汁介入转为凉性,擅清化热痰、息风定惊,主治痰热惊痫。三者实为"同源异效"典范:生品毒性峻烈需炮制改性,制南星减毒存效,胆南星转性为凉,印证中药"生熟异治,一物多用"之妙。

四、白附子与附子

中药材种类繁多,许多药材因名称相近或外形相似常被误认,实则来源、功效迥异,甚至存在毒性差异。该部分重点解析一组极易混淆的药材——附子、白附子、白附片。三者虽名称仅一字之差,但药效及毒性强度截然不同,误用可能导致严重中毒风险,须严格区分。

《本草纲目》载:"白附子乃阳明经药,因与附子相似,故得此名,实非附子类也。"附子与白附子名字相似,外形相似,常易混淆,但实为两种来源不同、功效迥异的药材。白附子本名禹白附,为天南星科植物独角莲之块茎经炮制而成,卵圆或椭圆形,切片色白粉质,坚实,味淡麻舌。附子为毛茛科植物乌头(栽培品)的旁生块根(子根)加工品。根据炮制方法不同分为黑顺片、白附片、黄附片和炮附子等。白附片为毛茛科植物乌头的侧根,是附子炮制品之一,无外皮,色黄白,半透明切片。

（一）白附子

《中国药典》示白附子为天南星科植物独角莲的干燥块茎，秋季采挖，除去须根和外皮，晒干。别名禹白附。白附子呈椭圆形或卵圆形，长 2~5 cm，直径 1~3 cm。表面白色至黄白色，略粗糙，有环纹及须根痕，顶端有茎痕或芽痕。质坚硬，断面白色，粉性。气微，味淡、麻辣刺舌，有毒，具有燥湿化痰，祛风痰而解痉止痛，解毒散结的功效。主治中风痰壅，口眼㖞斜，偏头痛，破伤风，毒蛇咬伤，瘰疬痰核，长于治疗风痰及头面诸病。临床所用白附子饮片是经过炮制的制白附子，如需用非炮制品则要注明生白附子。

1. 制白附子的炮制方法

取净白附子，分开大小个，浸泡，每日换水 2~3 次，数日后如起黏沫，换水后加白矾（每 100 kg 白附子，用白矾 2 kg），泡 1 日后再进行换水，至口尝微有麻舌感为度，取出。将生姜片、白矾粉置锅内加适量水，煮沸后，倒入白附子共煮至无白心，捞出，除去生姜片，晾至六七成干，切厚片，干燥（每 100 kg 白附子，用生姜、白矾各 12.5 kg）。

2. 注意事项

历代本草所用白附子为今之关白附，是毛茛科黄花乌头的块根，毒性大，偏于散寒湿止痛，现已少用，不应与禹白附混用。

（二）附子

辛，甘，大热，有毒。归心、肾、脾经。附子始载于《神农本草经》，历代医药家对其来源的论述比较统一，如明代李时珍云："附乌头而生者为附子，如子附母也。"由此而得名，是毛茛科植物乌头子根的加工品，主产于四川。6 月下旬至 8 月上旬采挖，除去母根、须根及泥沙，习称"泥附子"，可加工制成盐附子、黑附片（黑顺片）、白附片。

选择个大、均匀的泥附子，洗净，浸入胆巴的水溶液中过夜，再加食盐，继续浸泡，每日取出晒晾，并逐渐延长晒晾的时间，直至附子表面出现大量结晶盐粒（盐霜）、体质变硬为止，习称"盐附子"；取泥附子，按大小分别洗净，浸入胆巴的水溶液中数日，边同浸液煮至透心，捞出，水漂，纵切成约 0.5 cm 的片，再用水浸漂，用调色液使附片染成浓茶色，取出，蒸到出现油面、光泽后，烘至半干，再晒干或继续烘干，习称“黑顺片”；选择大小均匀的泥附子，洗净，浸入胆巴的水溶液中数日，连同浸液煮至透心，捞出，剥去外皮，纵切成约 0.3 cm 的片，用水浸漂，取出，蒸透，晒干，习称“白附片”；将其中个小的泥附子洗净后，刮去外皮，纵切 2 瓣，放入氯化镁溶液中，浸泡数日，加热煮沸 2~3 分钟，取出后以清水漂洗干净，用黄糖及菜油制成调色剂，使之染成浓茶色，再用清水漂洗至不麻舌时取出蒸熟，炕半干后再晒干，习称“附子瓣（挂附片）”；加工方法略同黑顺片，但需刮去外皮横切，并用甘草、红花、生姜、去油牙皂加水熬成染汁，将其染成黄色，烘干，习称“黄附片”。

盐附子气微，味咸而麻，刺舌，以个大、体重、色灰黑、表面起盐霜者为佳。黑附片（黑顺片）气微，味淡，以皮黑褐、切面油润有光泽者为佳。白附片气微，味淡，以片大、色黄白、油润半透明者为佳。

现代药理研究表明，附子具有抗炎、镇痛、镇静、调节体温、止泻、强心、升压、抗心律失常、抗休克、抗心肌缺血缺氧、降血糖、提高免疫功能、扩张外周血管、增加血流量、促凝与抗凝、兴奋副交感神经、保护心肌、减少钠排泄、局麻等作用。主回阳救逆，补火助阳，散寒止痛。①本品能上助心阳、中温脾阳、下补肾阳，为“回阳救逆第一品药”，可用于亡阳虚脱，肢冷脉微症。②肾阳虚衰、阳痿宫冷，虚寒吐泻、脘腹冷痛，阴寒水肿，心阳不足、胸痹冷痛，阳虚外感。③本品气雄性悍，走而不守，能温经通络，逐经络中风寒湿邪，故有较强的散寒止痛作用，可用于寒湿痹痛。

用法用量：煎服，3~15 g，先煎，久煎，口尝至无麻辣感为度。

注意事项：本品辛热燥烈，孕妇慎用，阴虚阳亢者忌用。不宜与半夏、瓜蒌、瓜蒌皮、瓜蒌子、天花粉、川贝母、浙贝母、平贝母、伊贝母、湖北贝母、白蔹、白及同用。生品外用，内服须经炮制。若内服过量，或炮制、煎煮方法不当，可引起中毒，严重者可致死亡。

（三）总结

白附子和白附片虽仅有一字之差，但分别来源于天南星科植物独角莲（白附子）与毛茛科植物乌头子根（附子），二者功效迥异。附子的炮制品根据加工方法不同，市场常见黑顺片、白附片、黄附片及炮附子等规格；而制白附子为白附子的炮制品。需特别注意：“制附子”泛指附子炮制品（如黑顺片、白附片），“制白附子”则为白附子的炮制品，二者不可混为一谈！

当前临床中最常用的附子炮制品为黑顺片，但部分医院及药房信息系统仅收录“黑顺片”条目，未设置“制附子”这一统称。由于临床医师习惯性处方“制附子”，系统可能误匹配为“制白附子”，导致用药错误。在疗效方面，白附子具有解毒、祛湿、化痰、消肿散结和祛散风邪、解除痉挛等作用，对口眼㖞斜和风痰壅盛等病症有治疗作用；白附片具有扶助脏腑阳气、补益命门之火和抢救亡阳所致厥逆的功效，还可以祛风寒湿邪，常用于阳虚症、亡阳证以及痹痛等病证。二者均为毒性药材且名称相似，临床应用前须严格鉴别，按证选药以保障安全。

五、草乌与川乌

川乌、草乌都是中药材，同为毛茛科植物乌头属，虽然它们在某些方面有所相似，但在功效主治、性味、成分及用途上存在着明显的区别。

（一）川乌

川乌，别名乌头，始载于《神农本草经》，列为下品，因其形如“乌鸦之头”而得名，古人原川乌、草乌不分，至明代李时珍的《本草纲目》才对此做了说明，并加以区分，其上载：“乌头有两种，出彰明者即附子之母，令人谓之川乌头是也。”为毛茛科植物乌头的干燥主根（母根）。气微，味辛辣、麻舌。以饱满、质坚实、断面色白、无空心者为佳。生用或制后用。

1. 性味归经

味辛、苦，性热。归心、肝、肾、脾经。生川乌有大毒，制川乌有毒。

2. 功效

祛风除湿，温经止痛。

3. 临床应用

（1）风寒湿痹，关节疼痛：本品辛热苦燥，善于驱逐寒湿、温经止痛，为治寒湿痹痛之佳品，“凡一切沉寒痼冷之症，用此无不奏效”，尤适用于寒邪偏盛之痹痛。

（2）心腹冷痛，寒疝作痛：本品辛散温通，散寒止痛之功显著，故又常用于阴寒内盛之心腹冷痛。善治心痛彻背，背痛彻心，寒疝，绕脐腹痛，手足厥冷。

（3）跌扑伤痛，麻醉止痛：本品止痛作用，可治跌打损伤，骨折瘀肿疼痛。古方又常以本品作为麻醉止痛药。

4. 用法用量

制川乌煎服，1.5~3.0 g，宜先煎、久煎。生品宜外用，适量。

5. 注意事项

生品内服宜慎，孕妇忌用。制川乌孕妇慎用。不宜与半夏、川贝母、浙贝母、平贝母、伊贝母、湖北贝母、瓜蒌、瓜蒌皮、瓜蒌子、天花粉、白及、白蔹同用。

（二）草乌

草乌，为毛茛科植物北乌头的干燥块根。秋季茎叶枯萎时采挖，除去须根和泥沙，干燥。

1. 性味归经

味辛、苦，性热。归心、肝、肾、脾经。

2. 功效

祛风除湿，温经止痛。

3. 临床应用

用于风寒湿痹，关节疼痛，心腹冷痛，寒疝作痛及麻醉止痛。

4. 用法用量

（1）内服：煎汤，3~6 g；或入丸、散。

（2）外用：适量，研末调敷，或用醋、酒磨涂。内服须炮制后用，入汤剂应先煎 1~2 小时，以减低毒性。

5. 注意事项

生品内服宜慎，孕妇禁用；不宜与半夏、瓜蒌、瓜蒌子、瓜蒌皮、天花粉、川贝母、浙贝母、平贝母、伊贝母、湖北贝母、白蔹、白及同用。

第二节　相似方剂鉴别与临床应用

一、大建中汤及小建中汤

大建中汤、小建中汤两方见于张仲景的《伤寒杂病论》，以“建中”命名，顾名思义其功能是建补中焦脾胃，临床以治疗脾胃虚寒证为宜。脾胃为后天之本，气血生化之源。心主血脉，有赖脾胃运化水谷精微所化生的气血以充养。若中焦（脾胃）虚寒甚（如大建中汤证），则气血生化乏源。心血亏虚可见心悸、怔忡、失眠、健忘等心神失养之症；心气不足，推动无力，则见胸闷、气短、乏力，甚则发为胸痹心痛。

大建中汤之功，在于温补中焦（人参、饴糖补气建中），恢复脾胃运化，促进气血生化，故能间接滋养心脏，改善因气血不足所致之心神失养、心气亏虚诸症。《金匮要略》所载大建中汤证之“心胸中大寒痛”，提示其阴寒之邪非独踞于腹，更可上逆冲及心胸。此阴寒之气上犯，可直接痹阻胸中阳气。胸阳不振，寒凝气滞，血脉不通，此乃中医胸痹心痛（类属现代心绞痛）的核心病机。患者可见胸闷、胸痛，甚则心痛彻背、背痛彻心等症。两方组成有相同之处也有不同点，其组成方义和临床应用也有显著差别。

（一）大、小建中汤方证异同

小建中汤首载于《伤寒论·辨太阳病脉证并治中》第100条：“伤寒，阳脉涩、阴脉弦，法当腹中急痛，先与小建中汤；不瘥者，小柴胡汤主之。小建中汤方：桂枝三两（去皮），甘草二两（炙），大枣十二枚（擘），芍药六两，生姜三两（切），胶饴一升。上六味，以水七升，煮取三升，去滓，内饴，更上微火消解，温服一升，日三服。呕家不可与建中汤，以甜故也。”第102条补充道：“伤寒二三日，心中悸而烦者，小建中汤主之。”小建中汤在《金匮要略》中有3条原文，《血痹虚劳病》载：“虚劳里急，悸衄，腹中痛，梦失精，四肢酸疼，手足烦热，咽干口燥，小建中汤主之。”方中炙甘草三两，生姜二两，与《伤寒论》略有差异。《黄疸病》载："男子黄，小便自利，当与虚劳小建中汤。"《妇人杂病》则言："妇人腹中痛，小建中汤主之。"综观古籍所论，此方所治疾病有伤寒、虚劳、黄疸及妇人杂病腹痛。其主要症状是腹痛或腹中拘急，心悸而烦，面色发黄；基本病机是中焦脾胃虚弱。

大建中汤出自《金匮要略·腹满寒疝宿食病》："心胸中大寒痛，呕不能饮食，腹中寒，上冲皮起，出见有头足，上下痛而不可触近，大建中汤主之。大建中汤方：蜀椒二合（去汗），干姜四两，人参二两，上三味，以水四升，煮取二升，去滓，内胶饴一升，微火煎取一升半，分温再服；如一炊倾，可饮粥二升，后更服，当一日食糜，温覆之。"

相较于小建中汤，大建中汤用于疼痛剧烈且伴有呕吐的病症，其病机仍属脾胃虚寒。虽大、小建中汤病机皆为脾胃虚寒，但小建中汤证病情较轻，中汤病程较长，脾胃素虚，容易感受外寒，故在调补脾胃，温中散寒的同时，桂枝、生姜兼以解表寒。大建中汤证主要以里寒为主，多是寒邪直中入里。故方中用蜀椒、干姜，而不用桂枝生姜。方用蜀椒、干姜重在温里散寒。

大建中汤止痛效果强于小建中汤，前者主要在蜀椒，后者主要在芍药。蜀椒，《神农本草经》载："味辛温，主风邪气，温中，除寒痹，坚齿发……"现代药理研究表明，蜀椒有局部麻醉作用，大剂量则抑制肠运动。因此，大建中汤中用蜀椒配合干姜，其温中散寒止痛作用较强。芍药，《神农本草经》载："主邪气腹痛，除血痹，破坚积，治寒热疝瘕，止痛，利小便，益气。"因此，小建中汤中芍药的用量加重，目的在于止痛，与甘草相配暗合芍药甘草汤方义，可缓解胃肠平滑肌痉挛。

建中，即建立中焦脾胃之气。脾胃之气有二：一为脾胃之阳气，二为脾胃之阴气。脾胃之阳气虚，则阴气盛；脾胃之阴气虚，则阳气旺。两者均可导致脾胃运纳失常，气机受阻，升降倒置。从上述方剂之组成来看，大建中汤乃纯为温中补虚、缓急止痛之方剂；小建中汤虽然都以甘温为主，有温中补虚、缓急止痛之功，但由于方内有甘酸之药，所以还有补益脾胃阴气之功。另外，从两方主症上看，小建中汤中有"手足烦热，咽干口燥"阴虚内热症状，而大建中汤则没有此症状。

（二）如何理解大、小建中汤用饴糖

大、小建中汤方中均用到饴糖一升，小建中汤方后注云：“呕家不可与建中汤，以甜故也。”既然呕家忌甜，为何仍用饴糖？《别录》载：“饴糖，味甘，微温。主补虚乏，止渴，去血。”饴糖为米、大麦、小麦、粟或玉蜀黍等粮食经发酵糖化制成的糖类食品，味甘、温。脾胃虚寒，以腹痛为主，故用饴糖一是补益脾胃，二是缓急止痛。“呕家”是指经常呕吐的患者，此类患者病变部位主要在胃，胃寒而致胃气上逆，经常呕吐吞酸。“甘能令人中满”，甘易作酸，因此该类患者不宜服用饴糖。大建中汤证虽有呕吐，但病变部位主要在肠，肠道寒气攻冲，上下游走而疼痛剧烈，有时可见到气聚而形成的包块（肠型）。其呕吐是胃气不降而上冲所致。往往呕吐是急性发作，用饴糖缓急止痛是适宜的，同时又配合人参健脾益气，扶正以祛邪。

（三）大、小建中汤临床应用及注意事项

小建中汤临床应用较广泛，最常用于治疗消化系统疾病如慢性胃炎、消化性溃疡、胃下垂、慢性肠炎等，其次也可用于治疗血液系统疾病如缺铁性贫血、再生障碍性贫血、溶血性黄疸等。体虚容易外感的患者，也是小建中汤重要适应证之一。但无论西医诊断何种疾病，总以中医辨证脾胃虚弱为用方的基本原则。主要症状是腹部拘急疼痛，多为隐痛或绵绵作痛，心烦，四肢疲乏无力，食少纳呆，体质多消瘦，脉细而弦，舌淡苔薄白。西医检查患者多有慢性胃肠病史。

脾胃为气血生化之源，营卫化生于中焦，长期脾胃虚弱，患者可表现四肢酸软或疼痛或麻木，四肢发凉或手掌烦热等营卫失和阴阳两虚症状。脾主统血，气大亏时可表现衄血。临床应用小建中汤时，要根据患者体质、病情轻重以及诊断进行加减化裁应用。胃炎、胃溃疡的患者如有吐酸、泛酸者，饴糖要少用或不用。贫血患者要合用当归补血汤（当归、黄芪）。出血患者，加用灶心土、艾叶温中止血。心悸明显者，加用茯苓、柏子仁宁心安神。遗精者，加龙骨、牡蛎固涩精液。

饴糖一般是由糯米粉、粳米粉或面粉煮熟，加入麦芽搅和均匀，微火煎熬而成，不需要发酵。其味甘性温，质润不燥，能补能润能缓，故脾胃气虚者用

之，能补虚建中；虚寒腹痛用之，能缓急止痛。原方用量为一升（约现今200 mL），用量较大，现代多用50~60 mL。临床上，有时药房无备用时，可用红糖代替。红糖分赤砂糖和红面糖两种，最好用红面糖补脾温中。实验证明，饴糖与桂枝、芍药、甘草、黄芪配用，可治疗胃、十二指肠溃疡病，有促进溃疡愈合的作用。大建中汤常用于胃肠痉挛、慢性胃炎、肠炎及消化性溃疡引起的腹痛、呕吐下利等疾病，也可用于蛔虫引起的肠梗阻。其证可见腹部剧烈疼痛而不可触近，呕吐剧烈，不能饮食，手足逆冷，舌淡苔白滑，脉沉紧等。病机属脾胃阳虚，阴寒内盛。此证常为平素脾胃虚寒，偶感外寒而诱发，多由过食生冷或腹部受凉，寒邪直中胃肠而发作。方用蜀椒、干姜温中散寒止痛；人参、饴糖温补胃且缓急。

蜀椒去汗，微炒以去其闷气，原方用二合，大约6 g。有人认为，原方用量过重，易引起皮炎、不眠等副作用，临床应用时可适当减量。服用大建中汤后的护理非常重要，方后注："上三味，以水四升，煮取二升，去滓，内胶饴一升，微火煎取一升半，分温再服；如一炊倾，可饮粥二升，后更服，当一日食糜温覆之。"煎药一升半，约合现今300 mL，分两次服。第一次服药后，大约1小时，饮粥400 mL，再将所余药汁服下。应当一日食用糜粥，容易消化，顾护胃气，不能食用干硬难以消化的食物，以防激惹胃肠而再发剧烈疼痛，并且要注意腹部保暖，可用暖水袋热敷，盖好衣被。

（四）应用举例

1. 大建中汤证

患者肖某，女，26岁，教师。

上腹痛1周余，1周前患者进食雪糕后出现上腹痛，疼痛较重，进食后感恶心欲吐，自购止痛药治疗（具体不详），症状可缓解，但恶心无缓解，其停药后疼痛可再发，进食冰凉食物后加重，遂来就诊。舌质淡红，苔白腻，脉沉滑，脉细弱。

中医辨证：胃痛，中虚脏寒。

治则：温中散寒。

处方：大建中汤加减。蜀椒15 g，干姜10 g，细辛6 g，党参30 g，白术

20 g，炙甘草 12 g，柴胡 10 g。水煎服 5 剂，日 1 剂，早晚 2 次分服。随访患者症状完全缓解。

按语：患者进食冰凉食物后发病，且遇寒加重，属实寒证。伴恶心，考虑为寒凝气滞所致。舌脉象提示脾胃虚弱，治当温中、理气、健脾，故予大建中汤。

2. 小建中汤证

患者张某，女，53 岁。

感冒后反复腹痛腹胀，痛无定处，痛势隐隐，喜温喜按，喜叹息。舌淡，苔薄，脉弦细。

中医辨证：腹痛，脾胃虚弱，肝郁气滞。

治则：温中补虚，和里缓解，小建中汤主之。

处方：桂枝 15 g，白芍 20 g，生姜 5 片，大枣 10 g，柴胡 10 g，香附 10 g。3 剂，水煎服，日 1 剂，日 3 次分服。

二诊：患者腹痛腹胀均有所缓解，故再以 7 剂续服。随访患者症状完全缓解。

按语：脉弦细，中焦不足，肝郁之像，舌淡喜温，说明为虚寒之象，肝郁脾虚则腹痛隐隐，故予小建中汤主之。

二、四逆散与四逆汤

在西药领域，例如氯雷他定糖浆与片剂、阿莫西林胶囊与分散片、硝苯地平缓释片与控释片等，这些药物仅是剂型不同，有效成分和治疗范围完全一致。那么，中药领域的四逆汤与四逆散是否也是如此？四逆汤与四逆散虽仅一字之差，实为完全不同的方剂。它们究竟有何区别？让我们一探究竟。

（一）四逆汤

1. 组方来源

四逆汤出自《伤寒论》，由甘草（炙）二两（6 g）、干姜一两半（3 g）、附子（生用）一枚（5～10 g）组成，为中医温里剂。方中生附子为君药，大辛大热，温壮元阳，以救心肾阳气。附子生用可以快速抵达身体内外，是“回阳救逆第一品药”；臣药——干姜，辛热，散寒，助阳通脉。君臣相须为用，使阳气复，阴寒散，血脉通，为回阳救逆的最佳配伍；佐使——炙甘草，有益气补虚之效，可缓解生附子、干姜峻烈之性，使药力持久。

2. 用法

属汤药剂，需要将药物水煎后服用，具体用量需根据病情和医嘱确定。

3. 功能主治

温中散寒，回阳救逆。主治心肾阳衰之寒厥证。症见：四肢厥逆，神衰欲寐，面色苍白，恶寒蜷卧，腹痛下利，呕吐不渴，甚则冷汗淋漓，舌淡苔白滑，脉微欲绝，以及误汗亡阳者。

4. 用法要点

本方为回阳救逆的代表方。临床应用以四肢厥逆，恶寒倦卧，神衰欲寐，面色苍白，脉沉微细为辨证要点。

5. 现代应用

冠心病、神经系统疾病、咳喘、慢性支气管炎、腹泻、胃脘痛、痛经、崩漏、慢性前列腺炎、复发性口腔溃疡、痤疮、扁桃体炎和荨麻疹等。

6. 注意事项

生附子有大毒！用量需要非常谨慎，需先煎一个小时以上，再放入其他 2 味中药。本方为辛热之品，手足温和即止，不可久服；真热假寒者忌用。

（二）四逆散

1. 组方来源

组方来源于张仲景《伤寒论·少阴病》第 318 条：“少阴病，四逆，其人或咳，或悸，或小便不利，或腹中痛，或泄利下重者，四逆散主之。”四逆散由柴胡、枳实、白芍、炙甘草四味药组成。四味中药组方精妙，也暗合“升降”之理，柴胡主升、枳实主降、白芍主收、甘草主散，一升一降、一收一散，用于治疗多种“气机紊乱”引起的疾病，为和解剂。方中柴胡为君药，发挥四逆散的主要功效，疏肝解郁，升提肝气；白芍为臣药，辅佐柴胡，使其不过于宣发肝气而耗伤阴血；枳实作为佐药与柴胡配伍，一升一降，调畅气机；

甘草作为使药，调和诸药，益脾和中。

2. 用法

通常作为丸散剂使用，将药物研成粉状后服用，现代用法也包括水煎服。

3. 功能主治

调和肝脾，透邪解郁，疏肝理脾。主治阳郁厥逆证之手足不温、腹痛、泄利下重、脉弦，以及肝脾气郁证之胁肋胀闷、脘腹疼痛、脉弦。

4. 用法要点

作为疏肝解郁的高效方，本方后世多用作疏肝理脾之剂。临床应用以手足不温，或胁肋痛、脘腹疼痛、脉弦为辨证要点。

5. 现代应用

本方常用于慢性肝炎、胆囊炎、胆石症、胆道蛔虫症、肋间神经痛、胃溃疡、胃炎、胃肠神经官能症、子宫附件炎、输卵管阻塞、急性乳腺炎等属肝胆气郁、肝脾（或胆胃）不和者。四逆散是“调肝”的有效方剂和代表方，凡是呼吸系统、心血管系统、泌尿系统、消化系统疾病皆可应用四逆散。

6. 注意事项

孕妇慎用，肝阴亏虚（多见头晕耳鸣，两目干涩，视力减退，面部红热，口燥咽干，手足心热，胁肋隐隐灼痛等）、气郁动痛（表现为两胁胀满或窜痛，胸闷不舒，且胁痛常随情绪变化而增减等）者慎用，寒厥（阳气虚微，虚寒内生，导致四肢冷至肘膝以上）所致四肢不温者慎用。

（三）“四逆”代表方的治证区别

四逆散中的“四逆”与四逆汤中的“四逆”，虽然都有四肢逆冷的特点，但有本质的区别。四逆散的逆冷仅在四肢末端，不过腕踝，尚可见身热、头热等，李中梓云：“此证虽云四逆，必不甚冷，或指头微温，或脉不沉微，乃阴中涵阳之证，惟气不宣通，是为逆冷。”而四逆汤的逆冷过腕踝，且最严重时常冷过肘膝，同时伴有神衰欲寐、腹痛下利、脉微欲绝等表现。

四逆汤中的四逆为中医学名词，也叫厥冷、手足逆冷，指四肢冷至手肘和膝盖以上的症状，有寒热之分，可见于伤寒等病症。故而出自《伤寒论》里的四逆汤方，除了用在冷汗不止、血压下降、昏迷休克和脉微等典型的四逆证外，还可以广泛用于一切四肢厥逆、身体疼痛、下利清谷，或者小便清利的病症，即可用于因阳虚所致的一切虚寒证，而几乎各科各系统的慢性病及疾病后期均可见虚寒证。

四逆汤由附子、甘草、干姜组成，为大辛大热之方，其妙在于甘草入方，为甘热扶阳去阴之有力之剂。元阳充沛，作为诸阳之末的四肢必然温暖。四逆散之四肢厥冷，尚有阳气偏亢，郁结在内，此为少阴枢机不力。而四逆散由柴胡、芍药、甘草、枳实组成，本方偏凉，凉散郁热，凉转枢机，解除手足厥凉。

一寒一热两方，看似性质背离，其实必须一同考虑临证。患者主诉四肢凉，当细辨寒厥、热厥之殊，搞清寒热真假，而后权衡应用二方。

（四）应用举例

1. 四逆汤证

患者刘某，女，67 岁。

手心足心发热 2 年，夜间尤甚，手足不能覆被。小便清长，口干欲饮，畏寒，纳差，稍进凉食则感胃中不适、双膝冰凉感。多次服滋阴降火补肾之剂效果不佳。查见面色红，舌淡嫩，苔薄，脉细数。

治则：温阳助火。

处方：四逆汤。炙甘草 60 g，干姜、附子各 30 g。3 剂，取冷水 1 500 mL，文火煮至 500 mL，2 次分服。

药后双膝冷感消失。继续服用 2 剂，上述症状消失。

按语：此证为阴阳盛衰变化所致，肾阳亏虚，火不生土，脾虚，故见纳差；肾火衰竭，气化不足，津液不能上承，故口干欲饮；肾阳衰，不能统摄肾阴，而致阴火外跃，故手足心热。

2. 四逆散证

患者谢某，女，49 岁，已绝经。

阵发性呃逆、心悸 3 月。患者于 3 月前与他人打架后出现呃逆，可伴心悸不适，坐立不安、口苦易怒。大便排出不畅，睡眠差。发作频繁，每遇生气或焦虑或与他人触碰身体时易发作加重。近来每次发作约半小时至数小时不等。大便排出不畅，睡眠差。行胃镜检查及动态心电图检查未见明显异常，服用西药（不详）治疗效果不佳，迁延至今。舌红，苔薄，脉弦。

中医辨证：呃逆，属肝胃不和型。

治则：疏肝益胃，降逆止呕。

处方：柴胡 10 g，枳壳 15 g，白芍 15 g，旋覆花 9 g（包煎），代赭石 15 g，半夏 10 g，丁香 10 g，香附 15 g，川楝子 15 g，黄连 6 g，生甘草 9 g。5 剂，水煎服，日 1 剂，分早晚服。

药后呃逆次数减少，每日 2～3 次，发作时间减短，每次约 10 分钟，心悸减轻，大便稍畅。续服上方 3 剂，症状完全缓解。

按语：本案患者呃逆发生与加重均与情志不舒有关，并伴心悸、坐卧不安、口苦等肝火扰心的症状，分析其呃逆应为肝郁气滞，横逆犯胃，胃失和降而发，肝郁为致病关键，予四逆散加减。

三、大陷胸汤与大陷胸丸

大陷胸汤和大陷胸丸，均出自《伤寒论》，但在药物组成、主治病症及组方配伍原则等方面存在显著区别。

（一）药物组成

1. 大陷胸汤

由大黄、芒硝、甘遂三味药组成。其中，大黄去皮，用量常为 10 g，用于泻下攻积；芒硝用量为 10 g，起润燥软坚作用；甘遂用量较少，约 1 g，以逐水消肿。

2. 大陷胸丸

在大陷胸汤的基础上增加了葶苈子、杏仁、白蜜三味药。大黄、芒硝、甘遂的用量可能与大陷胸汤相近，但具体还需根据临床实际情况调整。葶苈子用于祛痰平喘，杏仁则能止咳平喘、润肠通便，白蜜则起到调和药性及一定的补益作用。

（二）主治病症

1. 大陷胸汤

主治水热互结之结胸证，表现为心下疼痛拒按，按之硬，或从心下至少腹硬满疼痛，手不可近，伴见短气烦躁、大便秘结、舌上燥而渴、日晡少有潮热等症状。主治病症的病机为热邪与水饮搏结于胸膈，治疗以泻热逐水为主。

2. 大陷胸丸

虽同具有泻热逐水之功，但其主治病症更侧重于胸中硬满而痛，项强如柔痉状等症状。主治病症的病机可能与大陷胸汤相似，但病变部位更偏于上焦，且症状表现不同。大陷胸丸在泻下逐水的同时，还具有一定的补益作用，体现了峻药缓攻的配伍特点。

（三）组方配伍原则

1. 大陷胸汤

组方配伍以泻下逐水为主，三味药均具有较强的泻下作用，通过泻下使水热之邪从大便而去。其配伍特点在于泻热与逐水并施，以达到治疗结胸实证的目的。

2. 大陷胸丸

在泻下逐水的基础上增加了祛痰平喘、止咳润燥及调和药性的药物，使得整个方剂在峻猛之中又不失缓和之性。其配伍原则更加注重峻药缓攻，既能够迅速缓解病情，又能够避免过度攻伐而损伤正气。

在临床应用中，应根据患者的具体病情及体质特点选择合适的方剂进行治疗。

（四）应用举例

1. 大陷胸汤证

患者顾某，男，51 岁，农民。

胸闷胸痛、胸胀 10 余天，伴活动后气促，口干不欲饮，伴肢体浮肿、腹胀胃痛，大便秘结。

刻下症见：神清神差，一脸痛苦貌，舌质红，苔白黄腻。剑突下压痛，微硬。

中医诊断：结胸，太阳阳明证。

治则：泻热逐水，破结通腑，以大陷胸汤主之。

处方：生大黄3 g，芒硝3 g，甘遂3 g（冲服），日1剂，日3次。

二诊：1剂后大便解，腹胀减轻。2剂后胃痛、胸闷胸痛、浮肿及余证均有所减轻。停服上方，改用清热、化湿之品，约半月上述症状均消失。

2. 大陷胸丸证

患者张某，女，36岁，自由职业。

半月前出现发热恶寒，颈痛身倦。约4日后，仍反复恶寒发热，伴胀闷气短，未就诊，胸闷气短逐渐加重，并伴胸痛，平卧加重，伴颈项强痛。舌红苔黄腻，脉弦。

中医辨证：痰热互结于胸部。

治则：荡热宣肺，攻逐水饮。

处方：予大陷胸丸加减。瓜蒌仁20 g，葶苈子20 g，杏仁10 g，芒硝10 g，枳壳10 g，生大黄10 g，甘遂面1 g（冲服）。

二诊：1剂后，胸满气短减轻，呼吸通畅，但项背酸痛缓解不理想，加用羌活20 g，防风20 g，两日1剂，连服2剂，颈项酸痛消失，俯仰自如。后以疏胸、清热、健脾和胃之剂调理而愈。

按语：结胸证指膈中拒按，心下硬满疼痛，气短心烦。大陷胸汤和大陷胸丸，同为治结胸证之主方。陷胸丸证大部分与此相同，并在此种症状上又出现颈项强痛，邪结偏高。两方主证大致相同，只在治疗时根据病势缓急不同、病位不同酌情选用。大陷胸汤证其来势急，病邪盛于下，长于攻逐水饮；大陷胸丸证，其来势缓，而病邪盛于上，药性偏缓。若病势较缓，病位较高，发热汗出，颈项强痛者，宜用大陷胸丸。方中大黄、芒硝、甘遂荡涤实热，攻逐水饮；杏仁宣降肺气；葶苈子泻肺行水，蜜煎丸有润养之义，可使峻药缓攻。服法：前4味捣为丸，每丸6 g，取1丸合甘遂末0.6 g，配蜜适量，煎服。两者均清晨空腹1次服下，中病即止，不可久服。